全彩圖解

吞嚥困難安心照護

輕鬆學會 IDDSI 好嚼好吞食物製備技巧
&分級食譜示範，兼顧營養美味與健康

臺大醫院14位復健科&營養師團隊
◎合著

H₂O 原水文化

PART 1　請教醫師 & 語言治療師

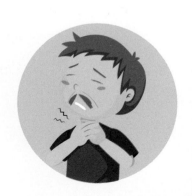

PART 2　**請教營養師**

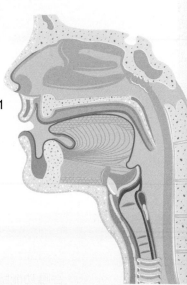

PART 3 健康廚房—工具篇
吞嚥無障礙的食材準備篇

PART 4 健康廚房
吞嚥無障礙的食譜示範篇

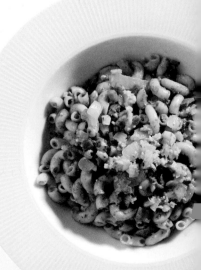

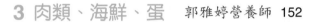

3 肉類、海鮮、蛋 郭雅婷營養師 152

4 蔬菜類 辜郁晴營養師 170

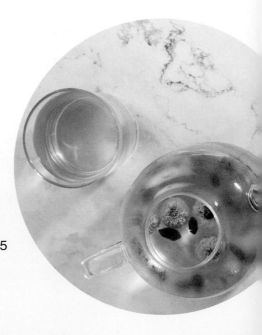

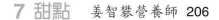

我食故我在、活到老吃到老

吳明賢 教授（臺大醫院院長）

史記「王者以民人為本，而民人以食為天」，國家以人民為根本，而人民以食物為頭等大事。「吃飯了嗎？」，已成為朋友見面的問候語，可見民以食為天的至關緊要。

雖然民以食為天，但是食以安為先。進食所需的吞嚥動作，牽涉口腔、咽喉及食道的功能，需要很複雜的肌肉共同運作，如此嚥下的食物才能走該走的路。年輕時吃飯快狠準，吃太快、吃飯不專心、吃太大口，可能沒有太大的問題，頂多造成一些胃食道逆流症狀。

但是隨著年紀增加，神經肌肉退化或疾病影響，吞嚥困難，如鯁在喉，讓進食不再理所當然的順暢，吞嚥可能成為壓力來源，甚至變成無形的殺手，造成吸入性肺炎，後患無窮。

市面上罕有以吞嚥困難為主的書籍，這本《吞嚥困難安心照護飲食全書》，結合臺大醫院復健專科醫師、語言治療師及營養師，將常見的吞嚥障礙問題，常用的吞嚥訓練策略和專為吞嚥困難患者的餐點設計，以深入淺出且言簡意賅的方式寫出，可以做為那些「呷不動吞抹法」人的參考，也是想活到老吃到老，「健康呷百二」民眾的最佳選擇。

吞嚥困難不卡關，營養照護有解方

楊素卿教授（臺北醫學大學保健營養學系主任）

吞嚥困難是許多疾病和老化會產生的症狀。而吞嚥困難與飲食息息相關，如何為患有吞嚥困難的患者準備飲食，以及解決進食方面的問題，對於營養師而言是一個很大的挑戰。

首先，營養師必須認識何謂吞嚥困難，如何確定病患吞嚥困難的嚴重程度後，再考量如何將一般食物經過處理，以提供合適的食物質地的飲食給吞嚥困難的病患。這個過程中，必須與復健專科醫師、語言治療師密切合作，才能給吞嚥困難的病患最適合且最完整的營養照顧。

本書由吞嚥困難的分辨以及嚴重程度的分級開始介紹，並說明特定疾病或族群的吞嚥困難的狀況及原因，再搭配食物質地分級制度的介紹，且規劃為吞嚥困難病患設計的食譜及菜單，不論是對於專業人員或者是家中有吞嚥困難患者的一般民眾而言，都是一本值得參考且值得詳細閱讀的書籍。

相信本書的出版，不但能夠引起各界對於吞嚥困難相關問題的重視，並能幫助機構或居家照護人員解決吞嚥困難病患的照護問題，也可以當成社區教育的參考書籍。本人在此極力推薦。

吞嚥困難免困擾，美味健康能兼顧

陳亮恭教授
（臺北市立關渡醫院院長、國立陽明交通大學醫學系特聘教授）

承珮蓉主任的邀請，本人有幸在《吞嚥困難安心照護飲食全書》付梓之前一睹為快，對於本書理論與實務並重，且圖文並茂的內容讚嘆不已，從過往的出版經驗可以推估珮蓉主任與其台大營養師團隊在本書所花的心血，絕對是值得一讀的大作。

古語有云「民以食為天」，享用美食為人帶來的樂趣無可替代，但有一群人卻因為疾病或老化的因素，不僅無法完整享用美食，甚至連進食都成為具有健康風險的過程，吞嚥困難讓想像中單純的進食動作變成惱人的挑戰，因為食物內容的限制，也間接影響了進食意願，增加營養不良的風險，而由於吞嚥困難造成嗆咳與吸入性肺炎，也加重後續吞嚥困難的表現，甚或因此放上鼻胃管或胃造廔，此時食物的角色只是熱量，進食只為生存，剝奪了許多生命的意義。

大量研究資料都顯示高齡者對於營養的需求更為複雜，除了熱量之外，還須因健康狀況與個人差異進行調整，更需要確保足夠熱量與營養素的攝取，特別是蛋白質，近年來對於高齡者蛋白質攝取的建議已顯著提升，而如何在吞嚥困難長者的日常飲食準備充足且完整營養需求的餐食實在是天大的挑戰。

診間常見病患餐食攝取不足，但吞嚥困難的情境卻總成為一大難題，一方面是疾病的因素，然而衰弱與肌少症的長者也難以平順的完成咀嚼與吞嚥的複雜動作，其所牽涉使用的神經肌肉協調極其複雜，而不會烹調的我只能提供家屬進行語言治療師訓練，食物製備上也多僅建議使用增稠劑，在看了台大營養師的大作後如同醍醐灌頂，原來還有許多的替代方案以及烹調建議，也有食譜作為理論的演示，對於受困於此的家庭提供完美解方。

　　本書第四部份的健康廚房有多道示範的食譜，每一道看起來都可口動人，而培根青醬蝴蝶麵看起來就是米其林等級的美食，營養美味與健康吞嚥可以兼顧，菜品更是垂涎欲滴，非常感謝本書作者為廣大有吞嚥困難的民眾提供優質的知識以及實作食譜，具有吞嚥困難的民眾必能受惠於本書，在此鄭重推薦《吞嚥困難安心照護飲食全書》給社會大眾，在兼顧吞嚥困難的照顧之餘還可以提供美味的餐食，本書更是每個家庭必備良書。

作者序 1

輕鬆速懂 IDDSI 飲食分級，調製安心味美的好佳餚

王亭貴教授（臺大醫院副院長）

這是一本對吞嚥困難飲食最專業、最易懂、也最實務的書。

台大醫院於民國 80 年，連倚南教授成立台灣第一個吞嚥障礙評估及治療團隊，至今已經 30 年了。在成立之初，團隊的成員就包括復健科醫師、神經科醫師、耳鼻喉科醫師、放射線科醫師、牙科醫師、語言治療師、營養師、護理師及職能治療師。各類專業人員各司其職，負責吞嚥障礙病患的吞嚥評估及治療。其中營養師便依據病人的吞嚥能力調製安全而味佳的食物，讓病人能早日經口進食。

讓吞嚥障礙病人經口進食特製的食物，而由進食中訓練其吞嚥能力在吞嚥訓練中叫「直接訓練法」，是吞嚥訓練中非常重要的一種方式，因為病人最終的目的就是「經口進食」。在吞嚥訓練中如果不能直接經口進食，只是不斷的訓練吞嚥相關肌肉，就好像籃球選手，只練投籃、運球、加強體能而不上場比賽，永遠培養不出真正的好選手，也會讓訓練變的枯燥無趣。

因此在吞嚥訓練中適時引入「直接訓練法」是絕對必要的，而在直接訓練法中「適當」食物的準備（安全且味美）就變成非常重要。

這本書就是依據最近的**國際吞嚥困難飲食分級標準**（IDDSI）來闡述如何評估吞嚥困難飲食分級和準備吞嚥困難飲食的書籍。本書的第一部分說明一些吞嚥困難的概念，第二部分說明評估食物分級的方法，第三部分則是提及如何準備吞嚥困難飲食，第四部分則是一些實際的食譜。

個人認為這是本有關吞嚥困難飲食**最專業、最易懂、最實務的書**，身為本書的作者之一，對這本書頗值得自豪。也相信這本書對吞嚥困難的病人、家屬、專業人士，特別是營養師一定有莫大的幫助，希望你們閱讀後能與我有同感。

超詳解 IDDSI
好嚼好吞飲食全攻略

陳珮蓉 營養師（臺大醫院營養室主任）

　　日常飲食，除了提供營養需求，也是享受生活品味一部分。因為生病或自然的老化，咀嚼吞嚥功能也跟著退化，因為受限於食物的選擇，飲食生活變得單調乏味，影響生活品質，導致營養不良或甚至因為不安全的飲食而危及生命。

　　咀嚼與吞嚥的功能異常，因程度不同，飲食需要調整的面相亦不同，不足或過度，皆會影響飲食品質，從流質、泥狀、細碎至軟質小口飲食，正確定義與製作，並給予合適的對象，並非一件簡單的事！

　　近年來，世界各國專家學者紛紛努力於研究吞嚥困難飲食之分類標準，本書選擇以國際吞嚥障礙飲食標準化創辦組織（The International Dysphagia Diet Standardization Initiative, IDDSI）的國際吞嚥困難飲食標準為依據，主要考量此分類標準提供簡易的測量工具，且各分級明確易懂。

本書從介紹吞嚥困難飲食之分級標準與檢測方法，食材的選擇、食材的處理與烹煮技巧等皆詳細解說；包含主食、肉類、蔬菜、水果等各大類食物，及三天的示範菜單，個別菜單再分別示範做出不同等級的飲食，設計研發並示範這些菜單，相當不容易！這是台大醫院營養師著作群，運用所學專業，真誠的付出，希望提供飲食照顧者一本好的參考書，讓被照顧者，能安心進食，享受吃的快樂！

PART 1

請教醫師
&
語言治療師

　　瞭解吞嚥困難發生之高危險群與可能的臨床表徵，協助我們提前注意這些問題並即時就醫診斷，以預防吞嚥困難造成的各類合併症。醫師藉由一系列完整檢查，包括臨床檢查與儀器檢查，以評估吞嚥過程是否安全和有效率地進食，並釐清產生吞嚥困難的可能病因，以決定治療方法及建議飲食調整方式。

1 吞嚥困難的新思維

王亭貴 副院長（臺大醫院醫學系復健科教授）

　　隨著人類壽命的增長，許多以前並不常見，對群體社會不具威脅的疾病，逐漸變成生活中必須面對的艱難課題，例如阿茲海默症、肌少症、尿失禁與吞嚥困難等功能退化的症狀，不但影響病患的生活品質，也對家庭造成重大負擔。其中吞嚥困難最容易被忽視，卻又對患者身心健康影響至鉅。

吞嚥困難處理是因人制宜

　　吞嚥是人類生存的基本功能，被視為理所當然的存在。因此，當發生吞嚥障礙時，極容易被輕忽，認為只是一時吞東西吞不乾淨，直到嗆到的頻率愈來愈頻繁，食物無法下嚥，體重持續減輕，體力愈來愈虛弱，甚至出現吸入性肺炎，才驚覺問題的嚴重性。此時，常常已錯失最佳的治療時機。這種狀況在年長者中日漸增多，卻沒有得到應有的重視。

　　吞嚥困難不但易被忽視，處理上更要因人而異。同樣是難以下嚥，但成因不同，治療方式也要隨之改變。如果是因為**特定疾病**所引起的吞嚥困難，如**癌症，中風**等因素造成，需要跨科的醫療團隊評估及治療；如果是**年紀增加**，吞嚥肌力的減弱，呼

吸道的保護變差，此時也許只要家人的配合，**從食物的調理，簡單的吞嚥的訓練，及進食的技巧改善等，就能預防吞嚥困難的合併症**，讓老人家活得老，吃得飽又好。否則很容易引發吸入性肺炎，對生命產生威脅。

▤ 預防吞嚥困難造成各類合併症

值得注意的是，吞嚥困難的長者比你我想像的比例都高，依過去的研究，在社區中沒有明顯疾病的長者，仍有 10 ～ 12％有吞嚥困難的問題。這些年長者大都還能經口進食，但如果進食一不小心，食物可能會誤入氣管而造成吸入性肺炎，甚至死亡。這群年長者應該可以在社區接受一些吞嚥的評估及照護。對於這些吞嚥困難較輕的長者，最常用於改善吞嚥的方式是食物質地的修正及餵食的技巧改善。

當這群非因特定疾病造成吞嚥困難的長者，接受任何手術、感冒、尿道感染等，必須注意吞嚥功能是否變差，而加重吞嚥困難的嚴重度，甚至產生吞嚥障礙的合併症，如：吸入性肺炎。當接受手術時，也要注意麻醉產生的影響，會使得原本就有問題的吞嚥功能變得更壞，造成嚴重的吞嚥障礙。但只要提前注意這些問題，加以預防就可以防止吞嚥困難造成的各類合併症。

▤ 吞嚥困難的高危險群

目前在**醫院中最常評估及治療吞嚥困難的醫師為復健科醫師及耳鼻喉科醫師**。在日本有許多牙科醫師也會評估吞嚥困難的問題，但台灣目前仍不多。如果有以下病史就極可能是吞嚥困難的高危險群，需要特別注意：

吞嚥困難高危險群

腦傷	神經退化性疾病	頭頸癌	老化及其他
包括腦中風、頭部外傷、腦瘤等	如帕金森氏症、失智、運動神經原病變等	如口腔癌、舌癌、喉癌、鼻咽癌等	如精神性吞嚥困難

☰ 吞嚥團隊的評估及治療

換句話說，如果年長者有吞嚥困難又有以上的病史，則應該到醫院尋求正式的評估及治療。除此以外，如果**年長者有反覆性吸入性肺炎，體重不斷減輕，常有不明原因的發燒，也需要到醫院進行完整的評估及治療。**

總之，吞嚥困難在年長者是非常常見的問題，對於有明顯疾病造成的吞嚥困難，應該於醫院中接受吞嚥團隊的評估及治療。對於較輕微的吞嚥困難也不能輕忽，**可利用改變食物的質地及改善進食方式來減少吞嚥困難造成的合併症發生。**

任何有吞嚥困難年長者，若有任何急症，要注意吞嚥功能可能會改變，因此，要特別小心如何去避免吞嚥功能變差而造成的吞嚥障礙合併症。

2 吞嚥困難的臨床表現與評估方法

蕭名彥 醫師（臺大醫院復健部）

家人團圓、朋友聚會、民俗慶典、旅行出遊，總免不了美食佳餚的陪伴，享受食物的美好滋味，爽口的飲料一飲而盡，實在是人生的一大樂事。對大多數人來說，吃吃喝喝是一件再自然不過的事情了，但您曉得嗎？這個過程牽涉到數十條肌肉的協同作用，複雜的神經調控就發生於一瞬。如果有一天這個複雜的過程中某一個環節出了差錯，吃不下、喝不好，生活會怎麼樣呢？

什麼是吞嚥困難？

吞嚥困難指的是我們無法順利進食的狀況。在咀嚼食物、吞下食物到食物進到胃部這整個過程中，任何一個步驟出了問題，造成我們沒有辦法安全或有效率的進食，也就是發生了所謂的「吞嚥障礙」。要瞭解為什麼會發生吞嚥障礙，我們要先簡單認識一下吃東西的正常吞嚥過程。我們的吞嚥過程依照發生的時序和部位大約可分成「口腔期」、「咽部期」、及「食道期」。如果是米飯、麵包這些固體食物，一開始還會多一個「口腔準備期」。

21

☰ 正常的吞嚥過程

「口腔準備期」顧名思義就是把食物處理好，準備做吞嚥的動作，主要是靠牙齒的咀嚼、舌頭的攪拌和口水的分泌把大塊的食物磨碎、浸濕，形成泥狀的食團。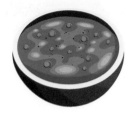
既然如此，我們如果事先把食物加工處理做成濕濕糊糊的果泥、菜泥，不就可以跳過口腔準備期了嗎？沒有錯，口腔準備期並不是吞嚥過程中絕對必要的關鍵步驟，但是應該沒有人會想先把美味的生魚片、牛排絞碎混合成泥狀，再一口吞下去吧？口腔準備期中，享受食物在口腔裡的滋味正是吃東西最大的樂趣，吞嚥的過程中若少了口腔準備期，將會多麼無趣呀！

當食物被咀嚼成食團後，就可以進入「口腔期」了。這時舌頭會把食團擺在口腔前端、舌頭上方，接者舌頭和上顎擠壓，把食團往後推送至咽部。到這裡為止，都是我們可以自主控制的過程，接下來，在「咽部期」發生的一連串過程又叫吞嚥反射，就由腦幹接管，而這個過程也是吞嚥過程中最複雜、最精巧、也最關鍵的一步，目的在使食團正確的進入食道而非呼吸道，讓我們不會嗆到。

在不到一秒鐘的時間內，軟顎及懸雍垂後縮封閉住鼻腔，使食團不會漏到鼻咽從鼻子跑出來；接著咽部肌肉收縮，將食團向食道擠下；此時喉部會向上抬，會厭軟骨向下倒轉蓋住氣管，聲帶及上聲門收緊作為氣道的第二道防線，以免食團進入氣管內；最後，食道上的括約肌放鬆，讓食團進入食道。食團進入食道後，食道便由上到下蠕動，把食團送到胃部，就是最後的「食道期」。

　　一般較為常見的是發生在口腔期和咽部期的吞嚥障礙，統稱為「口咽部吞嚥障礙」。

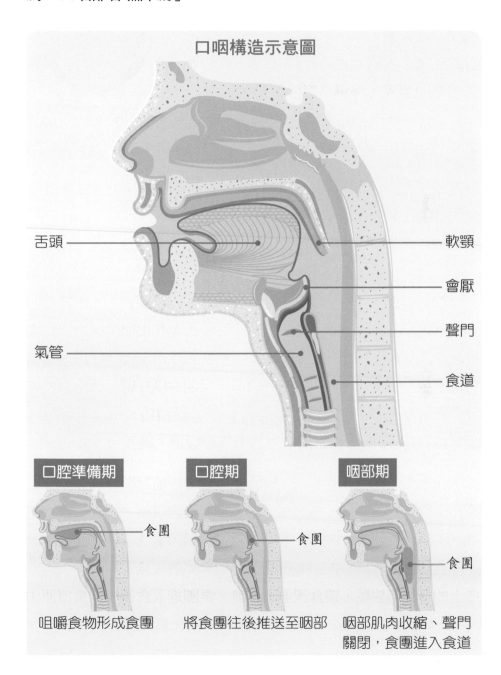

口咽構造示意圖

舌頭 ──────── 軟顎

會厭

聲門

氣管 ──────── 食道

口腔準備期

食團

咀嚼食物形成食團

口腔期

食團

將食團往後推送至咽部

咽部期

食團

咽部肌肉收縮、聲門關閉，食團進入食道

吞嚥困難會有什麼表現？

吞嚥困難常見的表現可粗略分為三種：

1 容易嗆到　　　**2** 吞不乾淨　　　**3** 吞不下去

當然，這些表現可以同時出現，也可能互相影響。比如說吞不乾淨的情形，這些殘留在口腔或咽部的食物就可能會造成嗆到。不過，我們先簡單地區分為這三種情形來說明。

1 容易嗆到

- 可能是因吞嚥困難而就診的民眾最常見的主訴。可能的情形有明顯在吞東西的過程中嗆到，特別是吃得比較急或大口喝水的時候。這主要是因為吞嚥的反射動作啟動較慢，或喉部上抬的速度或力量不足，使呼吸道沒辦法及時充分關閉，造成吸入的情形。

- 有時候嗆到的情形可能沒那麼明顯，但是在進食中或進食後經常覺得喉嚨癢癢的想咳嗽，就可能是發生有少量食物或口水跑到氣管裡了！要注意的是，有一定比例的人，儘管食物跑到氣管裡卻不會有咳嗽的情形，這就是所謂的「無症狀的吸入」。

2 吞不乾淨

- 喉嚨常有異物感是另一個常見的表現。患者可能會在吞東西後仍然有食物殘留在口腔或咽部，總覺得有東西卡住，或是常常需要連續吞好幾次，才能吞的乾淨。這一般是因為口腔或咽部的肌肉無力或協調障礙，舌頭無法順利地將食團向咽部推下、或咽部肌肉無法有效地收縮把食團送往食道。

- 吞不乾淨聽起來不是大問題，但除了吃東西比較吃力、花時間之外，這些殘留在咽部的食物或分泌物經常堆積在聲門附近，很有可能在呼吸的過程中跑到氣管裡，所以嚴重的話也會引起肺炎。

3
吞不下去

● 更嚴重者,由於非常難以啟動吞嚥反射,或者口腔或咽部的肌肉力量實在太差,根本無法把食物吞下去。這類患者常會出現口水很多,時常流口水或需要把口水吐出的情形;吞東西時會非常掙扎,多次嘗試卻不容易成功;或是喉部收縮及上抬時非常微弱,動作不完全。

● 一般這種情形常常是因為有嚴重的中樞神經疾病,例如發生於腦幹的中風,造成控制吞嚥動作的神經受損。

　　另外一種特殊的狀況是發生在口腔期。口腔期是吞嚥的自主期,由大腦皮質控制,也就是說是由自己的意念控制的。大腦皮質若有明顯受損,造成認知功能下降,嚴重時患者會失去主動進食的動機與能力。最典型的例子是失智症,患者常將食物含在口中許久,不肯吞入,甚至忘了怎麼咀嚼。

　　其他如口咽到食道的結構性問題,例如局部狹窄,也可能導致食物吞不下去或者是有吞嚥時疼痛的情形。一般而言,**如果發生吞固態食物比起液體食物困難的情形,就要懷疑是不是有這類的結構性問題,可能原因有先天性憩室、結締組織病變、長久的胃食道逆流造成食道狹窄、腫瘤等,所以若有這樣的情形出現,建議必須及早就醫診斷!**如果是因為軟顎附近手術造成結構缺損或放射線治療造成纖維化,會使軟顎無法有效封閉鼻腔,這麼一來,當準備把食物吞下去時,口咽肌肉收縮、食團壓力升高,食物就有可能發生逆流現象而從鼻腔流出。

　　要特別注意的是,吞嚥障礙的患者因為疾病或其他原因,不一定都能夠清楚表達自己的症狀,這時候家人或照顧者就要特別注意患者是不是有經常肺炎或不明原因發燒,也可能會有體重減輕的情形。患者可能因長期飲食量不足造成營養不良及脫水,也會造成免疫力下降。

又由於吞嚥障礙患者於吞嚥過程中容易有食物吸入呼吸道進入肺部，若是免疫力又不好，就可能導致吸入性肺炎，嚴重者甚至會引起呼吸衰竭造成死亡。可見吞嚥困難對於病患的功能、預後及生活品質影響至為深遠。

3 怎麼評估吞嚥功能？

蕭名彥醫師（臺大醫院復健部）

醫師要做的第一件事情就是瞭解患者的症狀嚴重程度，並探詢可能導致吞嚥障礙的原因。接著會執行吞嚥功能臨床檢查，再視需要安排吞嚥功能儀器檢查。一系列完整的評估有助於早期偵測高危險病人並減少併發症產生。

疾病史

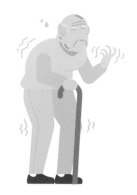

在病史詢問上會瞭解患者是否有過去疾病或進行中的問題造成吞嚥障礙，**常見會導致吞嚥障礙的疾病，包含腦中風、頭部外傷、帕金森氏症、失智症，以及頭頸部腫瘤**等。另外，頸部或胸部手術、重症癒後、長時間插管者也常有吞嚥障礙。還有，過去是否曾發生不明原因肺炎？這可能也暗示著吞嚥功能出了問題，有些食物吸入呼吸道了。

接著要評估患者吞嚥障礙的嚴重程度，並瞭解其對生活產生的影響。特別要瞭解患者的日常飲食狀況，例如三餐食物的選擇，是否有某些食物沒辦法吃？是否需要特別把食物熬煮軟爛或切細碎？平常進食的時間有沒有特別長？進食時間太長可能是由於牙齒問題造成咀嚼困難、口腔或咽部肌肉無力導致無法有效地把食團處理好並吞下，或是中途發生頻繁嗆咳影響進食。

最後要評估營養情形，瞭解患者是否因進食量下降而有體重減經、體力衰退等情形，以及是否因飲水量下降導致有脫水的情形。

吞嚥功能臨床檢查

醫師執行臨床檢查的目的是要評估吞嚥過程是不是安全的、能不能有效率地進食，並釐清產生吞嚥困難的可能病因，以決定治療方法、建議飲食調整方式，或安排進一步儀器檢查。

臨床檢查通常包含了體溫、脈搏、呼吸速率、血壓、以及血氧濃度的量測，主要是要確認生命徵象穩定，及沒有肺部感染的情形。再來也會評估基本的認知功能以及語言理解，確認有清醒的意識狀態。接著會評估呼吸及咳嗽力量，推測嗆到時能不能有效地把食團咳出。

接下來是**檢查口咽部有沒有結構異常，以及舌頭、嘴唇、臉頰等肌肉的控制情形**。由於吞嚥過程是由許多顱神經調控不同的口咽部肌肉作適時的收縮，這些部位的異常就很容易影響到吞嚥功能。

進行完這些基本檢查後會進行吞嚥測試，也就是試吞少量清水，過程中，醫師會評估患者有沒有辦法含著水不吞下、不流

出;在吞嚥的過程喉部上抬是不是及時、上抬程度夠不夠;最後是評估吞嚥前後是不是有發生嗆咳的現象。

好的吞嚥功能臨床評估可以在短時間內提供醫師非常重要的訊息,瞭解疾病發生的來龍去脈、對於吞嚥的安全性和效率有全盤的認知、推測吞嚥障礙問題之所在,並幫助決定後續的治療策略。然而,臨床評估比較容易看清楚口腔的結構和動作,食物吞下去之後,在咽部的情形就無法直接觀察到。特別棘手的情況是發生了食物跑到呼吸道,患者卻未察覺或是沒有咳嗽的反應,也就是「無症狀的吸入」。這種情形其實並不少見,許多有周邊神經或中樞神經損傷的患者,因為喉部感覺和運動功能異常等原因,而使呼吸道的保護機轉出了問題。若沒有及時得知有這樣的情形,長時間下來就可能發生肺炎的情形。

因此,臨床檢查之後,醫師常常會視需要安排吞嚥功能的儀器檢查,來幫助釐清問題所在、評估功能缺損的嚴重度,並確認有沒有發生這種無症狀的吸入。

吞嚥功能儀器檢查

吞嚥功能的儀器檢查目前最常用的是螢光透視吞嚥攝影檢查(Videofluoroscopic swallowing studies)和吞嚥內視鏡檢查(Fiberoptic endoscopic evaluation of swallowing)。其他臨床和研究常用的檢查還包括壓力檢查(Manometry)、肌電圖(Electromyography)以及超音波(Ultrasonography)。

- **螢光透視吞嚥攝影檢查**:又稱為鋇劑吞嚥檢查,是吞嚥檢查中歷史最悠久、應用最廣泛的檢查,目前與吞嚥內視鏡檢查是公認的吞嚥功能標準檢查。進行方式是在 X 光室,讓受試者吞

食不同濃稠度的鋇劑，過程中用 X 光儀記錄鋇劑從口腔經舌頭向咽部推送，最後進入食道這整個吞嚥的過程。

螢光透視吞嚥攝影檢查最大的優點是可以觀察完整的吞嚥過程，瞭解口腔期舌頭與嘴唇的動作控制、咽部期吞嚥反射啟動時間、咽部收縮程度、呼吸道閉合情形，以及是否有吸入氣管的狀況發生。但是 X 光檢查因有輻射暴露，不適合做密集的連續追蹤檢查。另外，鋇劑與真正食物不同，加以需有特殊裝備在 X 光室進行檢查，檢查過程與真實情境下的進食狀況頗有一段差距，因此有時無法完全反應真正的吞嚥功能。

● **吞嚥內視鏡檢查**：拜光纖及影像技術進步之賜，近年來吞嚥內視鏡檢查急起直追，已經是和螢光透視吞嚥攝影檢查平起平坐的標準檢查。檢查方式是由鼻腔置入內視鏡到咽部，再用有染劑的食物進行吞嚥測試。吞嚥內視鏡檢查的優點是可以直接觀察到咽部的解剖結構、可以看到螢光透視吞嚥攝影檢查看不到的咽部表面分泌物或食物殘餘，而且可以使用真正的食物來進行檢查。其缺點在於具侵入性，且吞嚥過程因咽部的收縮有一段畫面是看不到的，只能從吞嚥後的情形來推測。但由於設備輕巧簡單，價格也較吞嚥攝影便宜，使用上已經愈來愈廣泛。

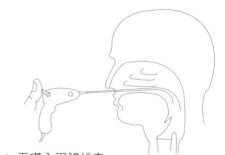
▲ 吞嚥內視鏡檢查。

● **壓力檢查**：是利用一條有許多壓力感測器的管子，像吞嚥內視鏡檢查由鼻腔置入到咽部或食道，再紀錄吞嚥過程從口腔到咽部（或食道）的壓力變化。相較於上述兩種檢查看到的是影像表現，壓力檢查測得是實際收縮的結果，可以得知舌根、咽

部、食道的收縮力夠不夠,以及有沒有協調性。也可以知道食道括約肌有沒有適時的放鬆讓食團經過。壓力檢查一般還是需搭配影像檢查來得到完整的資訊。

- **超音波檢查**:有極佳的解析度,是觀察口咽部軟組織的利器,可以評估舌頭及口腔底部肌肉收縮的情形,也可以測量咽部期舌骨及喉部上抬的程度。超音波也可以用真正的食物進行檢查,由於沒有輻射線、不具侵入性、輕巧便宜,具有成為醫療場域外第一線篩檢工具的潛力,但目前還沒有建立標準檢查方法,臨床應用較少。

- **肌電圖檢查**:較常搭配其他檢查使用,利用偵測肌肉收縮的電訊號,可以知道口咽部肌肉在吞嚥過程中收縮的時序,也可以利用針極肌電圖偵測食道括約肌有沒有放鬆。肌電圖檢查因為提供的資訊較少,臨床上較少單獨使用。

　　吞嚥困難對於病患的健康及生活品質影響至為深遠。要想及早發現吞嚥障礙、及早進行治療,我們首先要對吞嚥困難的臨床表現有所認識。吞嚥功能的評估上,完整的病史詢問、臨床檢查搭配適時的儀器檢查,可以早期偵測有吞嚥障礙的高危險病人、瞭解障礙的部位、並及時進行復健治療介入,如此方能有效減少併發症的產生,並最大化吞嚥功能的進步。

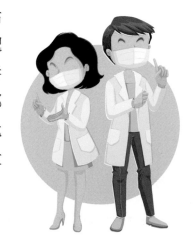

4 吞嚥困難吞嚥訓練與日常自我訓練的方法

張綺芬 語言治療技術科主任（臺大醫院復健部）

　　有很多的原因會影響吞嚥功能，造成吞嚥困難，以至於不能安全進食，可能會發生吸入性肺炎的風險，而危及生命，這些原因包含腦部、口腔、臉部、咽喉、食道等部位的構造或神經學上受損，都有可能造成吞嚥困難，還有老化也有可能造成吞嚥功能的退化，另外嬰幼兒從來沒有從口腔進食的經驗或是有一段時間無法由口進食時，也會出現進食吞嚥的困難。

　　不同的影響因素，就會有不同的訓練方法，語言治療師會結合醫師的檢查診斷，再進行臨床完整的吞嚥功能評估，依此評估結果，擬定合適的吞嚥治療策略，指導病友正確的執行吞嚥訓練方法。所有治療策略的執行，需要滾動式的修正，語言治療師會依據病友吞嚥功能進展的現況來修正，選用這階段最適合的訓練方法，直到達到最佳的吞嚥能力。

　　所以在您開始日常自我吞嚥訓練之前，請先由醫師診視和語言治療師臨床評估與吞嚥治療策略指導過後，再開始執行才安全妥當。

　　吞嚥訓練分成兩大類，一類是進行吞嚥訓練時會利用食物來進行吞嚥訓練稱為直接吞嚥訓練。另一類吞嚥訓練稱為間接吞嚥

訓練，在訓練的過程中不使用食物為訓練材質，只加強參與進食吞嚥過程的肌肉動作能力與神經協調反應。接下來以常見的病因，分別簡述居家自我練習通則。

三 腦中風

(一) 單次大腦中風

常見的吞嚥問題

　　如果是第一次中風，而且中風的部位在左側大腦或是右側大腦時，在剛中風時最常見的吞嚥問題為喝水或喝液體容易嗆到，且容易從無力的那一側嘴角流出來。而固體的食物容易咬一咬就堆在無力的那一側臉頰內側而不自知。

建議居家自我吞嚥訓練

直接吞嚥訓練

可以喝無顆粒的濃湯、凍狀的食物，例如洋菜凍或增稠的液體來替代清湯、果汁或水，因為濃度高一點、稠一點的液體比較不會嗆到。通常進食的姿勢最好下巴縮下來，不能抬頭仰高看電視吃，頭部可以輕輕地傾向不會流口水的那一邊，然後慢慢喝不要邊說話邊吃喝。

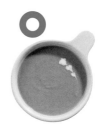

間接吞嚥訓練

❶間接吞嚥訓練：語言治療師會指導口腔、臉部和聲帶運動。例如將嘴巴張到最大再閉起來，然後來回做 5 回。或是裂開嘴唇笑成「一」字形，然後再噘起嘴唇成「O」形，連續交替做 5 次。

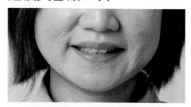

▲ 裂開嘴唇笑成「一」字形。

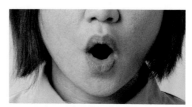

▲ 噘起嘴唇成「O」形。

❷再者閉緊嘴唇鼓起雙頰撐著，心裡默數 1、2、3、4、5，然後放鬆，反覆做 5 次。聲帶的訓練如肚子用力內縮大聲數 1、2、3、4、5、6、7、8、9，也可以唱 /ㄋㄡ/ 的 Do、Re、Mi、Fa、So 音階，但適合選用那些練習策略，是需要語言治療師評估與指導後，再開始自我訓練才不會造成聲帶的二度傷害。

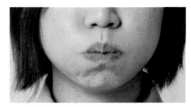

▲ 閉緊嘴唇鼓起雙頰撐著，心裡默數 1、2、3、4、5，然後放鬆。

(二) 多次中風

常見的吞嚥問題

若多次中風的位置皆在同一側大腦，其吞嚥問題與單次中風的問題相仿，只是嚴重度或問題持續時間可能會加重或延長。但若中風部位分散在不同側的大腦部位，或是有小腦、腦幹的損傷時，就可能出現吞嚥反射延遲或消失的問題、吞嚥動作的協調差、負責吞嚥動作的肌肉群更加無力且問題存在更久、口咽和喉部的敏感度變差、嗆咳的保護機制變弱反應變慢等問題。

建議居家自我吞嚥訓練

直接
吞嚥訓練

❶若喝水或液體等容易嗆咳，可以參考單次大腦中風的直接吞嚥訓練。若吞嚥反射變遲緩或口腔敏感度下降時，經語言治療師評估選擇可以安全進食的食物質地，另外酸味、冰涼的食物可以提升口腔吞嚥啟動的敏感度，也可以搭配吞嚥表面電刺激儀器的使用來促進吞嚥功能。

❷但如果完全無法啟動吞嚥反射，是因為吞嚥反射消失而造成的問題，或是口水、任何的液體、食物都卡在喉部和咽部，無法吞進食道進入胃內時，就不適合將液體或水增稠來喝，也不能喝濃湯或洋菜凍，因為會造成更多液體或食物殘留在咽部，然後就會逆流到聲帶而進入呼吸道，如此非常容易造成吸入性肺炎。

間接吞嚥訓練 除了可採用單次大腦中風的居家自我間接吞嚥訓練外，若有吞嚥反射嚴重延遲或消失時，經語言治療師的評估與指導後，可以加入吞嚥冰酸刺激的訓練，使用冰酸口腔棉棒碰觸口腔內吞嚥敏感部位，促進吞嚥反射的敏感度。也可以加入單次大腦中風的間接吞嚥訓練的內容。

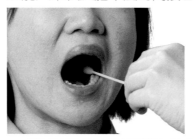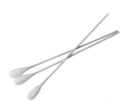

▲ 使用冰酸口腔棉棒碰觸口腔內吞嚥敏感部位，促進吞嚥反射的敏感度。

(三) 腦幹中風

常見的吞嚥問題

　　吞嚥反射中樞位於腦幹，其功能是控制食物可以即時的從口中進入咽腔再安全的送入食道，當腦幹受傷時，可能造成吞嚥反射啟動延遲，甚至消失，以至於食物卡在口中，或是掉入咽腔堆積，甚至誤入呼吸道，而造成吸入性肺炎。

建議居家自我吞嚥訓練

直接吞嚥訓練 針對吞嚥反射啟動慢的問題，可以選擇增加敏感度的食物，如冰涼的、酸酸的味道、或流速慢一點稍微有點濃度的液體，或是柔軟好咀嚼的食物，可以增加口腔準備的時間，控制好再吞下去，也可以搭配吞嚥表面電刺激儀器的使用來促進吞嚥功能，如何選擇最適合的方式，還是需要語言治療師臨床評估與指導後，才能做最佳的選擇。但若完全無法啟動吞嚥反射，食物卡在口中或是咽腔，無法啟動吞嚥動作時，就需要選擇使用間接吞嚥訓練。

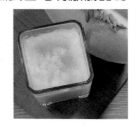

間接
吞嚥訓練

與多次中風後的間接吞嚥訓練相同，經語言治療師的評估與指導後，可以加入吞嚥冰酸刺激的訓練，使用冰酸口腔棉棒碰觸口腔內吞嚥敏感部位，促進吞嚥反射的敏感度。還需要加入單次大腦中風的間接吞嚥訓練的內容。

三 帕金森氏症

常見的吞嚥問題

這是一個屬於退化性的疾病，當言語說話的能力退步時，當口腔動作能力變緩慢時，吞嚥功能也會一起改變，進食吞嚥的安全性也會下降，用餐中出現嗆咳或進食後容易發燒，進而造成吸入性肺炎，這都是危險的徵兆，需要來預防。

建議居家自我吞嚥訓練

依據目前的能力，盡量訓練發揮到最大最優的表現。

大聲說	盡量大聲說話，不要怕吵到人，也可以刻意的來大聲朗讀文章、報紙、唐詩、三字經等喜歡的文句。

高聲唱	可以高聲唱歌，家中若有卡拉 OK 設備，就拿起麥克風，打開伴唱帶，看著 MV 一起唱。

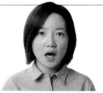

努力吃	只要目前可以吃得下去、可以安全喝進去、可以咬得碎吞得下，就要持續努力的吃，因為咀嚼吞嚥的動作，就是最佳的吞嚥訓練。

☰ 漸凍人（如小腦萎縮、脊髓側索硬化症等）

常見的吞嚥問題

　　退化性疾病的吞嚥問題，也會隨病況的退化而退化，語言治療師會依據病友當時的吞嚥能力，選擇替代的安全吞嚥技巧，維持最佳最安全的進食方式，達到充足的營養與水分的攝取。

☰ 口腔癌手術切除後

　　因手術切除後殘存可維持吞嚥功能的部位之多寡而定，例如舌頭切除，以身體其他部位的皮膚製作修補的皮瓣，固定於口腔底部時，新的舌頭能活動的幅度有限，進食與吞嚥就需要以替代的方式，包含下巴需要抬高才能吞得進去、很難咀嚼食物，所以需要直接喝打碎的食物等。

☰ 喉癌手術切除後

　　接受全部喉切除的病友，手術後耳鼻喉科醫師會在病友的喉部製作一個永久性的氣切孔，作為新的呼吸孔維持呼吸功能，並將食物的通道──咽腔，與呼吸道完全分開，所以術後應該可以安全吞嚥食物或喝水，而不會出現嗆咳的問題。但是若接受部分喉切除，就會依據切除後殘存那些部位，剩餘多少可以保護呼吸道的組織與結構，來決定可以選擇那些食物質地，或那些進食姿勢，以及那些進食技巧，才能達到安全的吞嚥功能，避免誤吸的問題及面臨吸入性肺炎的危險。

建議重要的進食技巧

若經語言治療師評估可以開始嘗試練習由口進食時，一定要做到的進食吞嚥技巧為「閉氣吞，吞完立刻咳嗽，咳乾淨才能呼吸和說話」的安全吞嚥技巧，當食物在口腔內咀嚼好準備要吞嚥時，就要閉住氣不能呼吸的趕快吞，一直吞到覺得都吞乾淨了，就趕快直接咳嗽清喉嚨，確實清乾淨才能呼吸或說話。

三 鼻咽癌放射線治療後

常見的吞嚥問題

鼻咽部接受放射線治療後常出現的後遺症，包含組織的纖維化、緊縮、僵硬或口水黏稠等症狀，這些狀況會造成在進食吞嚥時需要費力吞下、口咽腔乾燥食物易卡住、軟顎活動有限造成喝水喝湯時，容易從鼻腔溢出等問題。

建議居家安全吞嚥須知

依據鼻咽癌放射線治療後常出現的後遺症，提供以下建議：

1	2	3
用餐時需要一口飯一口湯配著吃，或是吃含水量高的食物。	用餐時不要低頭喝湯或是快速吸麵，以避免食物從鼻腔溢出。	依據語言治療師的指導與建議，持續每日執行口腔與咽腔運動練習，此運動練習需要每日練習永不停止。

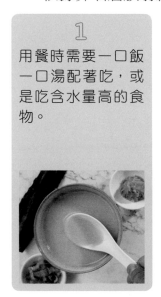

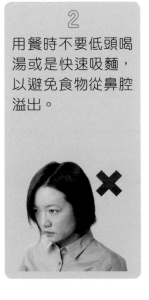

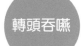 **聲帶麻痺**

常見的吞嚥問題

　　用餐時，聲帶需要能正常的開關活動，當食物或液體吞下的剎那，聲帶是需要及時的閉緊，以保護我們吃的食物與喝的液體，不會誤入氣管進到肺部的最後一道防線。

建議居家自我吞嚥訓練

轉頭吞嚥　若聲帶活動有困難無法正常閉緊，建議進食吞嚥時，頭部要轉向聲帶麻痺的那一側來吞嚥，以關閉聲帶麻痺的那一側避免食物誤入。

傾頭吞嚥　當聲帶一側麻痺時，也可以選擇頭部傾向聲帶正常沒有麻痺的那一側來吞嚥，好讓食物直接從正常的這一側吞下。

喝稠的液體　當聲帶麻痺時，就無法完全緊閉，所以進食吞嚥的時候，可能會讓細小的食物或較稀的液體從未關緊的小縫隙中，誤入氣管而直通肺部，因此可以選擇食用咀嚼後容易形成內聚力大的食團質地，或是稠狀的液體，可能比較容易避免此問題。如米餅比薯片來得適合，木瓜牛奶汁比冷開水不容易嗆咳。

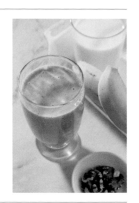

聲帶訓練

除了選擇安全的進食姿勢和食物質地的調整外,當然語言治療師會依據病友聲帶麻痺的狀況,選擇最適合的聲帶功能訓練。以下的聲帶訓練需要語言治療師評估與指導後,才適合自己練習,以避免造成聲帶的二次傷害。

❶ 若單側聲帶無法緊閉的狀況時,可以採用嗓音重音訓練,或是聲帶功能訓練。如大聲喊 /ㄚˋ/ㄚˋ、ㄚˋ/,

或是以 /ㄋㄡ/ 來唱音階 /Do、Re、Mi、Fa、So/So、Fa、Mi、Re、Do/ 由低到高,再由高到低的音調變化。

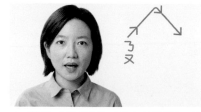

▲ 聲帶功能訓練,可由低到高,再由高到低的音調變化。

❷ 若是雙側聲帶皆麻痺無法靠近關緊時,就選擇大聲喊 /ㄚˋ,同時加上雙手用力推牆壁放開的剎那大聲喊 /ㄚˋ/,或是雙手用力對拉到很緊,然後放開的剎那大聲喊 /ㄚˋ。每次最多做 5 回,一日不超過 5 次。

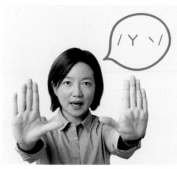

▲ 加上雙手用力推牆壁,放開的剎那大聲喊 /ㄚˋ/。

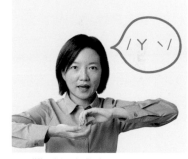

▲ 雙手用力對拉到很緊,然後放開的剎那大聲喊 /ㄚˋ/。

❸ 但是要提醒一點,當兩側聲帶皆麻痺,且是緊閉無法張開或者只開一個小縫隙時,個案應該呼吸很吃力,甚至需要接受氣管切開術以維持正常氧氣的供給,此時不得使用上述的聲帶功能訓練法。

▼ 吞嚥能力評估工具
Eating Assessment Tool（EAT-10）

姓名：
病歷號碼：
評估日期： 　　　年　　　月　　　日
請用 **0**（沒有問題）到 **4分**（問題嚴重）評估問題

評估問題		沒有	輕度	中度	重度	嚴重
1	吞嚥問題讓我體重減輕	0	1	2	3	4
2	吞嚥問題讓我不能像以前一樣外出用餐	0	1	2	3	4
3	喝飲料時要花很多力氣	0	1	2	3	4
4	吃固體食物時要花很多力氣	0	1	2	3	4
5	吞藥丸時要花很多力氣	0	1	2	3	4
6	吞嚥的過程會引起疼痛	0	1	2	3	4
7	吞嚥問題讓我無法享受用餐	0	1	2	3	4
8	進食會感到有東西黏在喉嚨上	0	1	2	3	4
9	進食的時候會咳嗽	0	1	2	3	4
10	吞嚥的過程讓我感到有壓力	0	1	2	3	4
				EAT-10 總分：		

※ 總分等於或高於 3 分→代表可能有吞嚥困難的風險。

※ 資料參考來源：Belafsky PC. Mouadeb DA, Rees CJ, Pryor JC,Postma GN,Allen j, Leonard RJ, Validity and reliability of the Eating Assessment Tool（EAT-10）.Ann Otol Rhinol Laryngol,2008;117:919-924.

小/叮/嚀

張綺芬
（語言治療技術科主任）

　　吞嚥困難的居家訓練方法的選用，是需要依據語言治療師專業的臨床評估，並實際指導過後，篩選適合的居家訓練方法，才適合用於居家自我練習。本章節僅將常見的吞嚥問題、常用的吞嚥訓練策略與最關鍵的觀念，扼要列出，以供居家自我練習時之提醒與參考之用。

▼ 自評式咀嚼能力評估

Self-assessed screening test for masticatory ability

姓名： 病歷號碼： 評估日期： 年 月 日			
自評式咀嚼能力評估（六個月內）	容易吃	有些吃力	不能吃
1　煮熟的紅蘿蔔／煮熟的白蘿蔔	☐	☐	☐
2　小黃瓜（切片處理）／敏豆	☐	☐	☐
3　竹筍／花椰菜	☐	☐	☐
4　煮玉米（整支）	☐	☐	☐
5　炒花生	☐	☐	☐
6　甘蔗	☐	☐	☐
7　滷豬耳朵	☐	☐	☐
8　水煮花枝	☐	☐	☐
9　烤魷魚／雞胗	☐	☐	☐
10　炸雞	☐	☐	☐
11　柳丁（切片處理）	☐	☐	☐
12　蘋果／梨子（切片處理）	☐	☐	☐
13　楊桃／蓮霧（切片處理）	☐	☐	☐
14　芭樂（切片處理）	☐	☐	☐
總分：			

※ 有些吃力＋不能吃≧4種為咀嚼能力異常。

※ 資料參考來源：Hsu KJ,Lee he,Lan SJ,Huang ST, Chen CM,Yen YY.Evaluation of a self-assessed screening test for masticatory ability of Taiwanese older abults. Gerodontology,2012;29（2）:e1113-1120.

PART 2

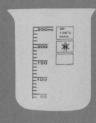

請教營養師

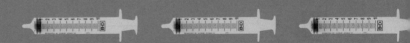

不同疾病狀況引起不同吞嚥困難問題，吞嚥困難處理因人制宜，有不同的吞嚥治療策略。接受語言治療師臨床完整的吞嚥功能評估與指導後，再搭配適當的飲食質地與調整，才能達到最佳的營養階段，找回身體的健康力。

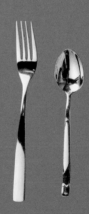

IDDSI 好吞質地檢測工具包

1 正確提供吞嚥困難飲食對健康的影響

陳珮蓉主任（臺大醫院營養室）

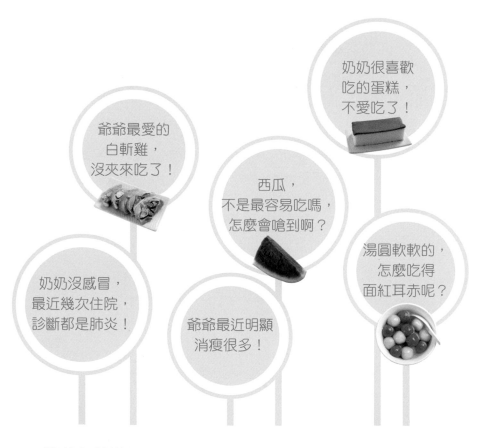

奶奶很喜歡吃的蛋糕，不愛吃了！

爺爺最愛的白斬雞，沒夾來吃了！

西瓜，不是最容易吃嗎，怎麼會嗆到啊？

湯圓軟軟的，怎麼吃得面紅耳赤呢？

奶奶沒感冒，最近幾次住院，診斷都是肺炎！

爺爺最近明顯消瘦很多！

　　隨著年齡增長，以及伴隨的慢性病，身體的功能在不知不覺中慢慢退化，甚至在幾次的生病住院之後，加重食衣住行的問題，其中，攝取食物方面不僅容易受影響，且連帶影響整體的健康狀況與生活品質，甚至可能危及生命。所以，正確評估吞嚥困

難問題，給予適切的飲食，提供足夠的營養、安全的食物及愉快的飲食生活環境，是高齡化社會，相當重要的保健知識。

吞嚥困難，可以再簡單區分為「咀嚼困難」與「吞嚥困難」。咀嚼困難，最普遍的原因是牙齒缺損、牙周病。牙齒缺損，不同位置的牙齒都各有不同的咀嚼功能，大塊、硬的或韌 Q 的食物，像是豬排、土雞腿、年糕等，都難以咀嚼成食團，不利於吞嚥。長者因此不愛吃肉，尤其是瘦肉，而偏向吃口感較軟的三層肉、肥肉；但是這些富含飽和脂肪的肉類，卻會增加高脂血症及心血管疾病的風險。

豬、牛、羊肉類因含筋，肉質一般較硬不易咀嚼，但卻是富含鐵質的，如不吃紅肉而改吃白肉，如雞肉或魚肉，則容易有缺鐵性貧血問題。如果豬肉、雞肉都不吃，又不喜歡魚，尤其擔心魚刺危險，即有可能導致蛋白質攝取不足，營養不良、肌少症的問題。

蔬菜類，尤其葉菜類，一般因含粗纖維，不易咀嚼，長者常常不願意吃蔬菜，造成纖維攝取不足，則容易導致便秘；長者若活動量不足、又少喝水，加上纖維質攝取量少，便秘是長者普遍的問題。便秘的情況會擴大更多問題，例如腹脹、腹痛，影響食慾、睡眠、心情，嚴重者導致營養不良、常跑急診灌腸等影響生活品質甚大，真可謂，便秘是大病！

好嚼的食物，不應該只是用食物處理機絞成泥，又或者煮成鹹粥，這類型飲食常見問題，菜色單調、口味不佳，引不起食慾；蛋白質不足、低油脂、熱量不足，營養供應不足；纖維不足；食材變化少，微量元素缺乏等。

- **主食部分**：有些照護者為了方便，於是將一日三餐一次做起來，讓長者三餐都吃一樣的半流飲食！其實營養鹹粥中用的米是可以變化各種五穀根莖類，例如：五穀可以變化為小米、紫米、藜麥，根莖類可以善用芋頭、地瓜、南瓜、山藥、蓮藕、麵疙瘩等食材，以變化色香味，並可提高營養價值。

- **油脂部分**：每天的熱量有 30％ 須來自油脂，但常常因為沒炒菜，就忘了煮粥需要放油；若是缺乏油脂，則總熱量攝取會不足，因此每日飲食可放足夠的油或變化煮爛的花生、磨碎的堅果，以確保油脂熱量攝取足夠。

- **蛋白質部分**：豆腐、豆漿、牛奶、奶酪、起司、魚、蛋，都屬於好嚼的食材。而豬牛羊雞肉，則是需要切小塊、切片、切絲、絞細或斷筋、舒肥、加澱粉、加嫩精、加天然具軟化肉質的水果（如木瓜、鳳梨等），以及透過烹煮時間或加壓烹煮，將肉類煮軟。

- **蔬菜部分**：由於含較多纖維質，長者因為牙齒狀況不佳而無法良好咀嚼以利吞嚥，常常會拒絕吃蔬菜；因此，容易有便秘的問題。一般簡便的處理蔬菜方法是煮軟或絞碎，但是煮軟，往往顏色變黃且味道變差；而絞碎，則是外型單調、引不起食慾。比較好的做法是依照蔬菜的特性，先分開軟硬質不同部位，並分別處理。舉例來說：

1 番茄做法

先劃十字刀，水煮剝除外皮，再將番茄果肉切小塊；或是番茄外皮也可以不丟棄，將其絞碎，再混合番茄果肉一起烹調。

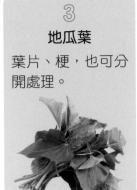

2 茄子做法

看似柔軟，其實外皮並不容易咀嚼與吞嚥。茄子可以先燙軟後，刮取茄肉的部分，並切小塊，外皮則可切或絞碎，再混合。

3 地瓜葉

葉片、梗，也可分開處理。

蔬菜要依不同部位之質地特性做適當的處理，能避免過度烹調而影響風味，同時也可以減少廢棄率，提升食材的利用率。

當長者有吞嚥困難問題時，會有喝水容易嗆到、乾的食物吞不下去或噎到、喉嚨常常覺得吞不乾淨、吃一頓飯的時間愈來愈長等現象。衍生的問題，包括，少喝水、脫水、便秘；食物攝取減少、營養不良；經常嗆咳、不自覺的誤嚥、反覆肺炎住院等，甚至為免進食危險被插上鼻胃管，依賴灌食終老。

如果沒有及早發現原因，調整飲食內容與進食協助，容易導致營養不良、健康危機及生活品質下降。**喝水或清湯容意嗆到時，需要將飲水增稠、放慢喝水的速度；湯品可以做成濃湯。**另外，**吃乾的食物吞不下，則可以泡湯汁後進食以增加濕潤度**，例如：吐司沾牛奶。

調整質地的飲食，並無法確保營養足夠。研究發現，吃泥狀飲食老人有攝取不足的現象。照顧牙口不好的長者，我們很容易想到把食物做成泥狀，無須咀嚼，但是這類飲食，風味與外觀較無吸引力，並且因為營養密度通常較低，也會造成營養不良問題。

飲食設計，除了製作方法的調整，也需要注意營養量的計算，兼顧熱量、蛋白質、及維生素與礦物質等。另外，也發現，增稠的飲食，雖然顧及到避免喝水嗆咳，但是黏稠的感覺或增稠劑不佳的味道，卻也會造成喝水量減少的問題，因此，如何調整增稠水的風味與口感，需要一些創新研發。當然，增加餐次、飲水次數，也要列入考量。

　　友善、愉悅的用餐環境，可以降低不良進食風險。不催促、尊重喜好、適時協助，營造良好的用餐環境，在照顧吞嚥困難者是相當重要的一環。有吞嚥困難問題者，包括高齡老化功能性退化、肌少衰弱症、失智症、腦中風等，基本上都有或多或少的進食障礙，例如，偏癱或肌肉無力而無法正常使用餐具、味覺喜好改變、情緒心理變化、厭食、生活作息不正常等。

　　完善的飲食照顧除了正確的飲食質地、美味的烹調外，進食的協助，亦同等重要。催促進食，很容易造成吞嚥功能不佳者嗆咳的風險；缺乏家屬耐心與陪伴，常常造成沒吃完就提前結束進食。選擇適合的餐具，可以減輕進食的壓力與挫折，例如，不易滑脫的筷子，有邊防溢出的盤子、止滑餐墊等。照顧者抱持同理心、多鼓勵、多協助，都能提升營養攝取量、減少進食嗆咳的風險，促進飲食生活品質。

2 如何測試食物／飲品是否符合國際吞嚥困難飲食標準（IDDSI）

鄭千惠營養師／陳慧君營養師（臺大醫院營養室）

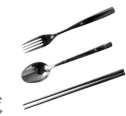

國際吞嚥困難飲食各級質地要求

IDDSI 將固體食物分為 4～7 等級，分別是糊狀（4 級）、細碎及濕軟（5 級）、軟質及一口量（6 級）、容易咀嚼（7-EC 級）、食物原狀（7 級）（詳見第 52 頁），IDDSI 依據每位病人的咀嚼能力、口腔肌肉力量、吞嚥能力，規範出不同等級的食物質地級別。除 Level 4 的糊狀食可以不需咀嚼即成食團，IDDSI 第 5～7 級都需要些許到良好的咀嚼力及口腔協調能力，將食物處理成合適的食團，進而提高進食的安全。IDDSI 對於每個飲食等級都有明確的定義與適用的生理條件（詳見第 53～55 及 60～61 頁）。

臨床照顧者可以使用簡易的工具（如：餐叉、湯匙、筷子或手指）。來測量食物質地的硬度、內聚性、黏附性、彈性等，藉由這些常見的工具來協助我們製作的餐食質地一致化（詳見第 62～65 頁）。讓吞嚥困難飲食在任何地方、遇到任何照顧者都可以標準化，增加被照顧者的進食安全。

■ IDDSI 固體食物與飲品質地分級

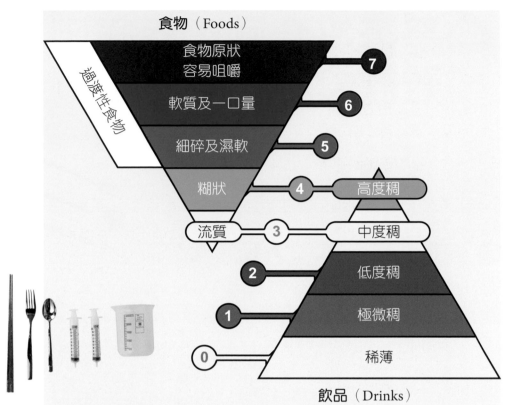

食物（Foods）

食物原狀 容易咀嚼 — 7

軟質及一口量 — 6

細碎及濕軟 — 5

糊狀 — 4 — 高度稠

流質 — 3 — 中度稠

2 — 低度稠

1 — 極微稠

0 — 稀薄

過渡性食物

飲品（Drinks）

※ IDDSI 框架及詳細定義均已獲得 Creative Commons Attribution ——
（Sharealike 4.0 國際許可）

■ 建議使用的測量工具

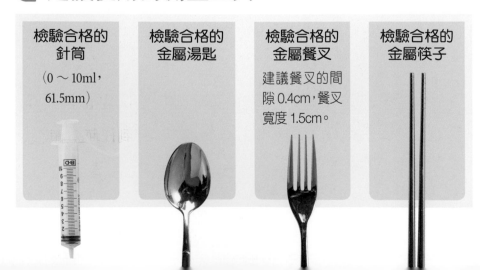

檢驗合格的針筒	檢驗合格的金屬湯匙	檢驗合格的金屬餐叉	檢驗合格的金屬筷子
（0～10ml，61.5mm）		建議餐叉的間隙 0.4cm，餐叉寬度 1.5cm。	

適合的液體稠度可以降低吞嚥困難病人嗆咳危險

當液體由口腔流經咽喉至食道的速度超過病人可以處理的能力範圍時，就可能發生嗆咳或吸入性肺炎的危險。年長者可能因喉部肌力不足，喉上抬力量下降，而當液體太稀，流動速度太快時，來不及關閉會厭軟骨，就容易引起嗆咳，因此適當的增稠液體可以降低液體在口咽中流動的速度，提高安全性與感官意識。

有些病人可能因舌頭動作控制變差，咽部動作控制遲緩，以及吞嚥反射延遲，引起吞嚥困難危險。因此害怕喝水，而導致喝水量不足，增加泌尿道感染機會，甚至導致脫水。對於此類病人增加液體稠度可以改善嗆咳問題。

因為每位吞嚥困難病人的舌頭控制能力、口腔肌肉力量、吞嚥能力不同，所以對於液體稠度的要求也會不同。因此會先經過醫師和語言治療師的吞嚥能力評估後，才能知道病人適合的液體增稠與食物質地。

國際吞嚥困難飲食──液體飲品質地要求

國際吞嚥障礙飲食標準化創辦組織（IDDSI）成立於 2013 年，此非營利組織積極為吞嚥障礙者訂立全球公認的食物質地與液體稠度，期可通用於任何不同年齡層、文化背景及照護環境。

IDDSI 依吞嚥與咀嚼能力訂出不同等級的食物質地與液體稠度，以符合個體差異，促進吞嚥安全。其中食物（Foods）分為 3 ～ 7 等級，飲品分為 0 ～ 4 級（如左圖）。

食物分為 3 ～ 7 等級

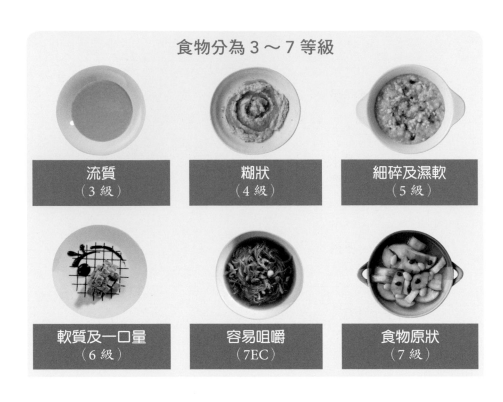

流質 （3 級）	糊狀 （4 級）	細碎及濕軟 （5 級）
軟質及一口量 （6 級）	容易咀嚼 （7EC）	食物原狀 （7 級）

飲品則分為 0 ～ 4 等級

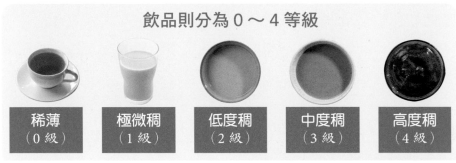

稀薄 （0 級）	極微稠 （1 級）	低度稠 （2 級）	中度稠 （3 級）	高度稠 （4 級）

Level 3 流質與 Level 4 糊狀分別對應於 Level 3 中度稠與 Level 4 高度稠，其對於質地之要求與適用對象是一樣的，其差別只是在名稱，您要將它稱為食物（food）或飲品（drink）。

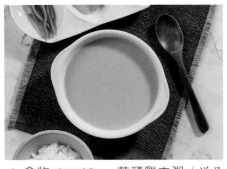

▲ 食物 Level 3 →芋頭雞肉粥（詳見第 221 頁）。

0級 ➡ 飲品（稀薄）

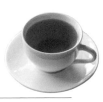

等級對象	適合吞嚥與吸允功能正常的人。
質地說明	液體稀如開水，流動速度快，可輕易通過任何吸管或奶嘴，不需要額外增稠。
食物舉例	水、茶、麥茶、黑咖啡、鮮奶、清澈果汁等。
質地測試	可用針筒流動速度測試，確認此液體是否符合此等級要求，10 c.c. 液體經 10 秒流動後，剩餘少於 1 c.c. 液體於針筒內。

1級 ➡ 飲品（極微稠）

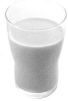

等級對象	極微稠液體可減緩液體在口腔中流動的速度，因此適合用於無法安全喝快速流動的稀薄液體的成人或小孩。
質地說明	如水般的液體稍微增稠後，仍能順利流過吸管或奶嘴。通常只要稍微用一點力即可用杯子飲用，或用吸管吸允極微稠級的液體。
食物舉例	(1) 增稠的水，如：200 c.c. 水 + 吞樂美 1 湯匙（1 公克）或快凝寶 1 湯匙（1.2 公克）或多樂飲 plus 1 湯匙 (1 公克) 攪拌均勻。 (2) 市面現成飲品，如：光泉特濃豆漿 5.1、統一糙米漿、AB 優酪乳、愛之味醇濃燕麥或降低嬰兒吐奶的稠化配方等。
質地測試	可用針筒流動速度測試來確認此液體是否符合此等級要求，10 c.c. 液體經 10 秒流動後，剩餘 1 ～ 4 c.c. 液體於針筒內。

2 級 ➡ 飲品（低度稠）

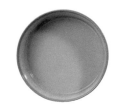

| 等級對象 | 適合於口咽控制能力稍差，無法安全地吞嚥稀薄液體的人。 |

| 質地說明 | 此等級的液體流動速度較 `Level 1` 慢，但仍可快速從湯匙中流下，可用湯匙小口小口喝。此液體稠度較稠，所以用標準吸管（口徑 5.3 毫米）吸允時，需要稍微更用力一些，才能順利飲用。 |

| 食物舉例 | (1) 增稠的水，如：100 c.c. 水＋吞樂美 1 湯匙（1 公克）或快凝寶 1 湯匙（1.2 公克）或多樂飲 plus 1 湯匙（1 公克）調合。
(2) 市面現成飲品，如：義美優酪乳、林鳳營優酪乳等。 |

| 質地測試 | 可用針筒流動速度測試來確認此液體是否符合此等級要求，10 c.c. 液體經 10 秒流動後，剩餘 4 ～ 8 c.c. 液體於針筒內。 |

3 級 ➡ 飲品（中度稠）／食物（流質）

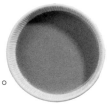

| 等級對象 | 適用於舌頭仍有一些能將食物後送推進能力，但需要有一些時間讓食物停留在口腔中來處理的人。 |

| 質地說明 | 因為 3 級中度稠液體的稠度比 2 級更稠一些，流動速度相對地慢，所以在口腔中停留的時間會較久一些，可以讓病人有足夠時間來處理這些飲品／食物。此等級的飲品／食物是均質滑順，無顆粒（植物纖維、皮、骨頭等），不需要咀嚼即可吞食，可以用湯匙或杯子食用。若要用吸管吸食時，需要用較粗管徑的標準吸管（口徑 6.9 毫米），並用力吸食。 |

| 食物舉例 | (1) 增稠的水，如：200 c.c. 水＋吞樂美 3 湯匙（3 公克）或快凝寶 3 湯匙（3.6 公克）調合。
(2) 平常食物／湯品中，可經由調整食材內容，製作成 3 級中度稠的均質濃湯（番茄濃湯、南瓜濃湯等）或打成流質的粥品。 |

質地測試	(1)可用針筒流動速度測試來確認此液體是否符合此等級要求，10 c.c. 液體經 10 秒流動後，剩餘 8 ～ 10 c.c. 液體於針筒內。 (2)當用叉子撈起此等級液體時，它無法在叉子上成小丘，且會從叉縫中不斷流下，所以不適合用叉子來進食。

4 級 ➡ 飲品（高度稠）／食物（糊狀）

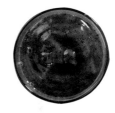

等級對象	適用於缺牙、假牙不合、無法咀嚼完全、食物無法形成食團、適合吞嚥困難或舌頭控制能力顯著下降的人。
質地說明	此等級的液體較 Level 3 流動速度更慢，幾乎不流動，病人的舌頭僅需具備推進、收回，將食團帶至口腔後面的能力。此質地的特徵是滑順均質化、無顆粒、濕潤、不會太黏，此等級的稠度可在湯匙或盤子成型（沒有硬到需要咀嚼），也不會有液體分離現象。進食時，適合用湯匙吃，不適合用杯子或吸管來吃。
食物舉例	不出水且均質的果泥、肉泥、山藥泥等。不適合的產品：例如太黏花生醬或堅果醬、有果肉的優格、太黏的馬鈴薯泥或芋頭泥等。
質地測試	如果用針筒流動速度測試時，10 秒後，10 c.c. 液體仍留在針筒內。可以再用叉子或湯匙測試來檢驗是否符合 IDDSI 的質地定義。湯匙傾斜測試時，湯勺中的食物／飲品可以很快地掉落在盤中，並維持形狀。當食物在湯匙殘留太多時，表示此食物質地太黏，可能造成食物殘留，進而誤嚥，引起危險。

☰ 國際吞嚥困難飲食各等級測試方法

以往吞嚥困難飲食對於液體稠度的定義缺乏客觀性，也就是每個人對於稠的感覺可能不同，也造成醫護人員或照顧者之間溝通障礙。一般實驗室或食品廠用來測量液體稠度的儀器太昂貴，非每個人可以隨手可得。IDDSI 組織以科學證據為基礎，開發一些便宜、易操作的工具與方法讓民眾可以快速上手的測試方法，使得每個人對於自己準備的飲品隨時可以判定是否符合飲食定義。檢測的方法有液體流動測試、叉子滴落測試、湯匙傾斜測試、筷子測試及手指測試等。每個級別的液體適合的測試方式也稍有不同。

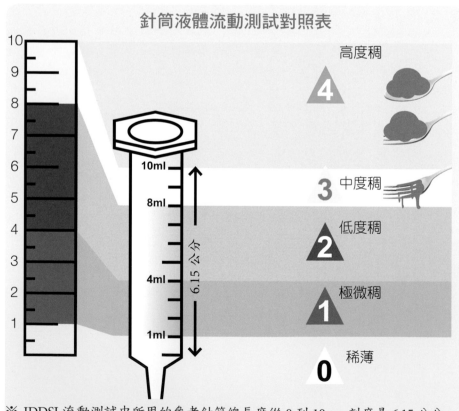

※ IDDSI 流動測試中所用的參考針筒總長度從 0 到 10 c.c. 刻度是 6.15 公分。

(一) IDDSI 針筒液體流動測試

可以測試 0 ～ 4 級食物／飲品，其主要是利用不同等級液體的流動速度差異，所以在一固定時間內，殘留在針筒的液體量可作為食物／飲品等級的區別。

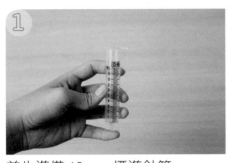

首先準備 10 c.c. 標準針筒（0 到 10 c.c. 刻度長度是 6.15 公分）和一個計時器。

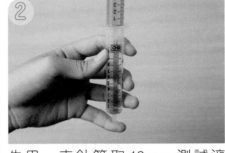

先用一支針筒取 10 c.c. 測試液體，然後用手指將另一支針筒的漏嘴堵住，在將 10 c.c. 測試液體注入到此針筒內。

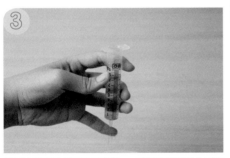

計時器設好時間後，手指移開針筒漏嘴，並同時開始計時 10 秒鐘。10 秒後，立即用手指堵住漏嘴，防止液體繼續流出。

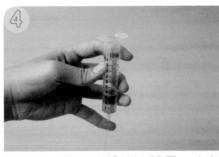

檢視在針筒內剩餘的液體量，來判定液體屬於那一個級別（詳見第 56 頁）。

(二) IDDSI 叉子滴落測試

　　用來測試液體是否太稀，協助區別 Level 3 與 Level 4 食物／飲品。因 Level 3 的殘留上限同是 10 c.c.，所以有時候，單靠針筒流動測試很難辨別太稠的 Level 3 與 Level 4，因此可藉由叉子叉縫流出狀況來協助區別 Level 3 與 Level 4 稠度交接處的液體。

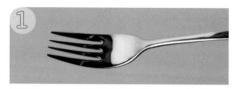

準備一支叉縫間隙為 0.4 公分叉子。

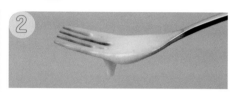

用叉子撈起測試液體，觀察其從叉縫中滴落情形。

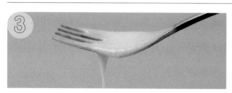

如果液體無法坐落在叉子上，而是慢慢持續不斷從叉縫中流出，則屬於 Level 3 中度稠（濃流）。

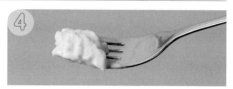

若測試液體可以坐落在叉子上，不流出或只有少量液體從叉縫中流出，但不滴落，而形成一小尾巴，則屬於 Level 4 糊狀食物／高度稠飲品。

(三) IDDSI 湯匙傾斜測試

　　可用於測試食物凝聚與黏度情形。 Level 4 高度稠液體（或糊狀）的凝聚力較 Level 3 中度稠好，可以讓食物成型，並在湯匙上保持形狀，湯匙傾斜時，食物不會在湯匙上殘留太多。

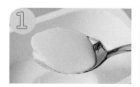

先舀起滿滿一湯匙食物。

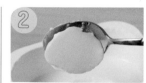

傾斜湯匙（可以利用手指與手腕力量，輕輕甩一下），讓食物滑落。

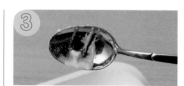

食物易滑落，湯匙表面殘留少，觀察在餐盤上的食物變化，測試食物／飲品會慢慢暈開，但不會全部灘開。符合 Level 4 要求。

(四) IDDSI 叉子輕壓測試

可用於測試第 `Level 4` 、 `Level 5` 、 `Level 6` 、 `Level 7` 食物的軟硬度是否合適。

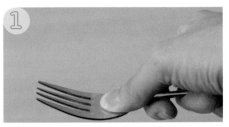

用大拇指輕壓餐叉根部於餐盤上的食物，施壓的力道為將大拇指按壓至拇指指甲變白即可，然後觀察食物上叉痕殘留情形。

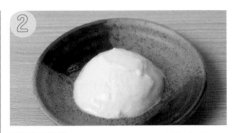

`Level 4` 高度稠飲品／糊狀食物雖然能凝聚成型，但不應該硬到無法產生叉痕或立即彈回。

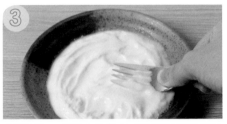

相同地，塑型食物也不能硬到不易按壓或質地容易破碎。

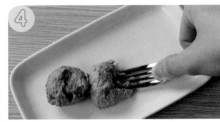

叉子測試，也可用來測試第 5 ～ 7 級食物的軟硬度是否有符合定義。

(五) IDDSI 手指測試

可用於 `Level 3` 和 `Level 4` 液體測試。將液體放在手指中，看看其是否很容易流出手指間，並觀察留下的痕跡狀況。

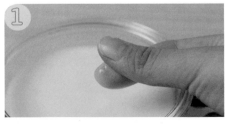

`Level 3` 液體是很難用手指握住，很快流出後，在手指上留下薄薄一層液體。

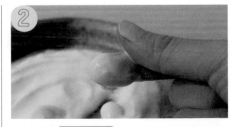

取少量 `Level 4` 糊狀／高度稠液體放在手指中，液體可在手指間順暢滑動，留下痕跡，但不會黏黏的。

☰ IDDSI 固體食物分類與質地特性(註)

IDDSI 等級	細碎及濕軟 5	軟質及一口量 6
食物描述／特徵	• 可以用餐叉或湯匙食用。 • 手部控制功能良好，可用筷子食用。 • 可在碟上堆疊成型。 • 質地軟綿濕潤，沒有液體分離的現象。 • 兒童：0.2cm×0.2cm，不長於 0.8cm。 • 成人：0.4cm×0.4cm，不長於 1.5cm。 • 團塊能輕易被舌頭壓碎。	• 可用餐叉、湯匙或筷子食用。 • 餐叉、湯匙或筷子施壓後可以碾碎食物。 • 此類食物質地軟嫩，可用餐具的側面切斷食物。 • 需具咀嚼能力，吞嚥前需咀嚼，質地柔軟細嫩，沒有液體分離現象。 • 供應尺寸兒童，（不大於 0.8×0.8 cm）。 • 成人，（不大於 1.5×1.5 cm）。 • Level 6 不包含乾的麵包、三明治或蛋糕。
生理條件	• 只需要些許的咀嚼能力。 • 僅靠舌頭力量就能分散此質地食物中的細軟顆粒。 • 需要舌頭力量移動食團。 • 適用於咀嚼時會感到疼痛或疲累的人士。 • 適用於缺牙或配戴不合適假牙的人士。	• 需要咀嚼能力。 • 咀嚼時，須依靠舌頭的力量及控制能力去移動食團咀嚼，以及將食團保持在口腔內。 • 吞嚥時，須依靠舌頭力量移動食團。 • 適用於咀嚼時會感到疼痛或疲累的人士。 • 適用於缺牙或配戴不合適假牙的人士。
範例	各類不乾澀的絞肉，如：濕潤軟嫩的肉餡。	軟嫩，不含堅硬食材的炒蛋。

※ 註：固體食物中的 Level 4 「糊狀」已經合併到飲品的 Level 4 （高度稠）。

容易咀嚼	食物原狀
7EC	**7**
<ul><li>容易咀嚼，質地柔軟的日常食物。能以任何方式食用。</li><li>IDDSI Level 7 沒有限制食物的大小，所以可出現不同的尺寸。</li><li>但此等級不包括：堅硬，難嚼／耐嚼，肉質乾澀，拉絲，脆口，及不可食的物質如：果籽、魚刺、骨類⋯⋯等。</li><li>可包括「雙重質地」或「混合質地」的食物或液體。</li></ul>	<ul><li>日常食物的各種質地，均屬於這個等級。</li><li>能以任何方式食用食物質地可以是硬、脆或柔軟。</li><li>食物大小在此等級不受限制，可出現不同的尺寸範圍。</li><li>包括堅硬的、難咬的、堅韌的、多纖維的、有筋的、乾的、酥脆的或易碎的食物。</li><li>可以包括有核、種子、果皮、穀的外皮或骨頭的食物。</li><li>可以包括「雙重質地」或「混合質地」的食物或液體。</li></ul>
<ul><li>需具備較多的咀嚼技巧，需要兼備咬合、咀嚼軟類食物的能力，並且有足夠的口肌耐力。</li><li>不適合進食過程易疲倦的人士。</li><li>適合於吞嚥或咀嚼食物時稍微感到困難的人士。</li><li>此等級對食物的大小沒有限制。</li><li>此質地對已診斷有吞嚥困難的患者可能造成窒息或誤吸的風險。</li></ul>	<ul><li>能咀嚼任何堅硬或柔軟的食物，並使其成為柔軟可吞嚥的食團。</li><li>能夠咀嚼所有質地的食物，而不輕易感到疲憊。</li><li>能夠安全地吐出不能吞嚥的魚刺、骨頭或軟骨。</li></ul>
滷豆腐。	包含脆、硬、軟等各級的食物都包含在內。

▼ 使用簡易工具測量食物的質地

IDDSI 等級	細碎及濕軟 5	軟質及一口量 6
叉子測試	餐叉下壓食物時,在拇指不泛白的力量下,食物就可以輕易壓碎。	• 以餐叉側面即可將食物切斷或分割。 • 用餐叉按壓食物(1.5cm×1.5cm),拇指指甲變白時,食物會被壓扁及變形。 • 將餐叉移開後,食物不會恢復原狀。
叉子滴落測試	食物放在餐叉上,不會輕易從餐叉縫隙間滑落。	不適用。
湯匙測試	• 食物具足夠內聚力,能在湯匙上保持型狀不散落。 • 如果湯匙傾斜或搖動,食物會全部掉落或只殘留少量的食物在湯匙上。	• 以湯匙側面即可將食物切斷或分割。 • 用湯匙按壓食物(1.5cm×1.5cm),拇指指甲變白時,食物會被壓扁及變形。 • 將湯匙移開後,食物不會恢復原狀。
手指頭測試	能輕易用手指捏此質地的食物;細軟的顆粒可以用手指輕易的捏碎。手指會感到食物的濕潤。	若將一塊拇指指甲大小的食物樣本(1.5×1.5 cm)捏於拇指及食指間,擠壓食物,在指甲變白時的壓力下,食物會被壓扁或分開,並且在鬆開手指後無法恢復原狀。
筷子測試	若食物濕潤且具內聚力,同時配合良好的手部控制功能,則可使用筷子將食物輕輕夾起。	• 可以用筷子將食物分成小塊。 • 手部控制功能良好可用筷子夾取食物。

容易咀嚼	食物原狀
7EC	7
<ul><li>以餐叉側面即可將食物切斷或分割。</li><li>餐叉按壓食物，拇指指甲變白時，食物會被壓扁及變形。</li><li>將餐叉移開後，食物不會恢復原狀。</li></ul>	不適用。
不適用。	不適用。
<ul><li>以湯匙側面即可將食物切斷或分割。</li><li>湯匙按壓食物，拇指指甲變白時，食物會被壓扁及變形。</li><li>將湯匙移開後，食物不會恢復原狀。</li></ul>	不適用。
若將一塊拇指指甲大小的食物樣本（1.5×1.5cm）捏於拇指及食指間，擠壓食物，在指甲變白時的壓力下，食物會被壓扁或分開，並且在鬆開手指後無法恢復原狀。	不適用。
可用筷子刺穿食物。	不適用。

☰ IDDSI 食物與飲品等級測試方法

IDDSI 等級	稀薄	極微稠
	0	**1**
IDDSI 液體流動測試	10 秒後，剩餘少於 1 c.c. 液體於針筒內。	10 秒後，剩餘 1～4 c.c. 液體於針筒內。
叉子滴落測試	不適用	不適用
湯匙傾斜測試	不適用	不適用
叉子輕壓測試	不適用	不適用
手指頭測試	不適用	不適用

低度稠 2	中度稠 / 流質 3	高度稠 / 糊狀 4
10秒後，剩餘4～8 c.c. 液體留在10 c.c. 針筒內。	10 秒後，超過 8 c.c. 液體仍留在 10 c.c.針筒內。	10 秒 後，10 c.c. 液體仍留在針筒內。
不適用	用叉子撈起時，液體會慢慢持續不斷從叉縫中流出。	食物可以坐落在叉子上，只有少量液體從叉縫中流出，形成一小尾巴，但不會持續流下。
不適用	不適用	凝聚力足夠讓食物在湯匙上成型。當湯匙傾斜，若食物容易滑落，且湯匙表面殘留量少。
不適用	不適用	叉子輕壓此等級食物時，會在食物上面殘留叉痕。
不適用	無法用手指捏起，但可以滑順流經手指間，並留下一層薄薄液體。	可以用手指頭捏起此質地，但會很很容易，且滑順在手指間流動，並留下明顯的痕跡。

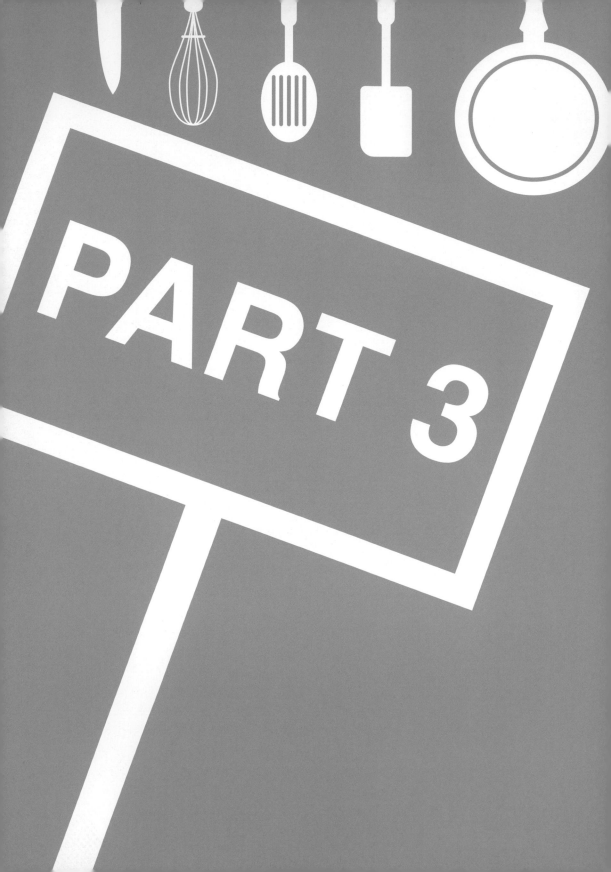

PART 3

健康廚房
──工具篇
吞嚥無障礙的食材準備篇

　　國際吞嚥困難飲食（IDDSI）的好處是供餐品質易標準化，減少照護人員的主觀認定而有落差，質地檢測工具便宜易取得、攜帶方便，隨時可運用，讓病人供餐安全更得保障。吞嚥困難飲食製作能否成功之重要要領就是挑對適合的食材，依食材特性做適當前處理，在製作上才可事半功倍，減輕負擔，製備出適合的食物。

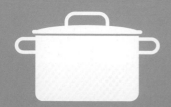

1 吞嚥困難飲食膳食設計

游雅婷營養師（臺大醫院營養室）

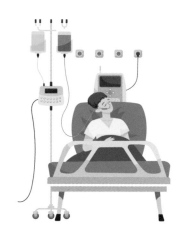

吞嚥困難可能引起許多合併症，包括營養不良、脫水、呼吸道感染、吸入性肺炎、功能障礙、虛弱、住院治療、再入院率和死亡率增加。

☰ 攝取不足原因

咀嚼吞嚥能力，通常會因為年紀增長、疾病等因素而受影響，包含有牙齒問題、肌肉力量變弱、感覺能力衰退。此外，唾液分泌不足與消化道功能衰退也是影響的因素。

透過牙齒切及磨碎食物，是進食的重要關鍵，若牙齒掉落、缺損，無適時治療，或有安裝假牙卻不合適，造成疼痛與不舒服，會讓咀嚼力量減弱，使得吃飯時間逐漸拉長，促使長輩選擇較軟、或醣類含量較高的食物，並降低肉類、蔬菜等咀嚼不易食物的攝取，而無法充分攝取熱量，長期下來營養不良或脫水的機率也會增加。

和進食有關的肌群，包含舌肌、咽肌、喉腔及呼吸肌群。 舌肌與食物攪拌混合食團有關，若舌肌力量衰退會造成食物不易形成團，並殘留在口中造成嗆咳，衍生進食與營養風險。

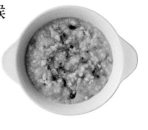

咽肌若收縮力變弱，容易讓食物殘留在口腔內或咽腔內。喉腔肌群衰退，可能出現喉腔下垂的情況，因此在吞嚥時要花較多的時間上提會厭，容易造成誤嚥。當食物誤嚥到氣管時，會引起誤嚥性肺炎。

唾液在食團形成中扮演了重要的角色，在牙齒切及磨碎食物後，舌頭會將唾液與細碎食物混合攪拌形成食團以利吞嚥。長輩的唾液腺功能可能因為年齡增長而衰減或因藥物副作用而減少分泌，進而影響食團的形成。

此外，**味覺、嗅覺、視力衰退，也容易改變長者對食物的喜好程度，視覺、聽覺感官退化會降低食物的辨識能力與進食能力而下降食慾。**口腔內的感覺能力衰退更可能影響吞嚥反射，造成誤嚥。

其他原因，例如住偏遠地區採購不便，獨居、經濟狀況、社交活動減少都會影響攝取食物類型。疾病用藥，也可能影響長輩的食慾、味覺，影響營養素的代謝吸收，以上這些問題，都是讓長者影響咀嚼、吞嚥、感官、食物製備與品嚐，都可能無法攝取到足夠的熱量的原因，需要靠照顧者協助才能克服改善。

設計原則

咀嚼吞嚥困難患者的餐點，首重安全，並要兼顧營養與美味，透過調整食物的質地，提供多樣均衡的各類食物，並增加食物密度，讓長者好吞又不會負擔太大。考慮重點如下：

(一) 食物的部分

　　讓咀嚼吞嚥困難患者進食安全是很重要的，因此在食材的選擇和烹調的技巧就需要特別注意。包含：

① 食物成品的尺寸

　　食物的形狀大小是否方便入口？切太大塊不易咀嚼，太碎又太崩散反而不易成團，建議可以經過評估患者的咀嚼與吞嚥功能，以國際吞嚥困難飲食標準（IDDSI）製備適合患者進食的級別準備小口尺寸、細碎或糊狀（詳見本書 PART 2 單元第 60 ～ 61 頁）。

② 食物的質地

1 **硬度**	硬度是指讓某個物體變形，所必須施加的力道大小。在咀嚼功能退化或牙齒功能不全的患者，口腔處理／切斷食物的能力也減弱，因此讓食物變得柔軟易嚼讓患者順利進食，也才能攝取足夠的營養。影響食物軟硬度的原因，除了食材本身結構，也與烹調時間、溫度有關。
2 **黏稠度**	黏稠度指的是液體承受剪力時，容易流動的程度。若食物太黏（如麻糬、年糕），對於吞嚥障礙的患者，不易吞嚥，可能卡在喉嚨，甚至氣管造成哽噎，因此製備的食物，應避免太黏（詳見本書 PART2 第 58 頁湯匙傾斜測試）。

　　食物的離水性太高，在口中分解出流動的液體，亦可能造成嗆咳，可以透過增稠劑調整菜餚液體，增加食物入口滑順度，也減緩從口腔到咽腔的通過速度。另外須注意的是，提供的食物質地穩定度要好，不容易因為時間與溫度變化而改變，也要避免同時存在固體與流動液體兩種不同的性質，口腔無法處理而造成嗆咳。

　　增稠劑濃度，依患者個別狀況，按照 IDDSI 級別調整以便於吞嚥（檢測方法詳見本書 PART2 第 53 ～ 55 頁）。在選擇的時

候，增稠劑要容易調整稠度、穩定性高，避免因時間或溫度影響濃稠度變化。也要易溶解，不會凝結成塊，且不會影響原本菜餚的風味者。

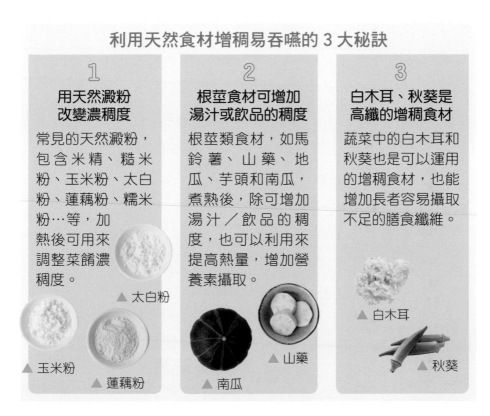

利用天然食材增稠易吞嚥的 3 大秘訣

1
用天然澱粉改變濃稠度

常見的天然澱粉，包含米精、糙米粉、玉米粉、太白粉、蓮藕粉、糯米粉…等，加熱後可用來調整菜餚濃稠度。

▲ 太白粉
▲ 玉米粉
▲ 蓮藕粉

2
根莖食材可增加湯汁或飲品的稠度

根莖類食材，如馬鈴薯、山藥、地瓜、芋頭和南瓜，煮熟後，除可增加湯汁／飲品的稠度，也可以利用來提高熱量，增加營養素攝取。

▲ 山藥
▲ 南瓜

3
白木耳、秋葵是高纖的增稠食材

蔬菜中的白木耳和秋葵也是可以運用的增稠食材，也能增加長者容易攝取不足的膳食纖維。

▲ 白木耳
▲ 秋葵

要注意的是，使用天然食材增稠，可能因放冷後，濃稠度可能會改變或出水，進食前仍要觀察注意長輩吞嚥狀況。市售增稠劑，使用澱粉或膠類為主要成分，穩定性相對較高，使用時要注意添加比例，以製作適合的食物級別。

③ 食物的選擇會影響菜餚的適口性

採買時選擇較易煮軟的食材，再透過烹調時的切割、軟化技巧處理，會更容易達到安全進食，將在以下各章節介紹（不同 IDDSI 等級之食物製備技巧——食材選擇、前處理與烹調）

(二) 營養的部分

　　人體需要的營養素，來自於我們每天攝取的食物，主要可以分為六大類，包含有醣類、脂質、蛋白質、維生素、礦物質及水，可以供給熱量，建造修補組織，調節生理機能以維持我們的身體健康。而這些營養素，存在於六大類食物中，包含有：全穀雜糧類、豆魚蛋肉類、蔬菜類、水果類、乳品類，以及油脂與堅果種子類。選擇當季新鮮食材，不同搭配變化，以促進食慾，均衡的攝取各項營養素。

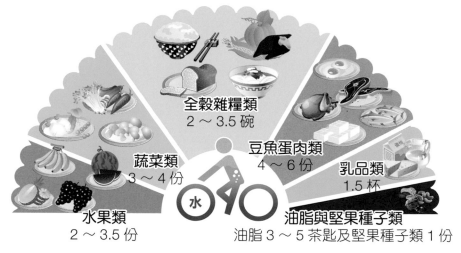

全穀雜糧類
2～3.5 碗

豆魚蛋肉類
4～6 份

乳品類
1.5 杯

蔬菜類
3～4 份

水果類
2～3.5 份

水

油脂與堅果種子類
油脂 3～5 茶匙及堅果種子類 1 份

※ 資料來源：衛生福利部國民健康署《老年期營養參考手冊》。

① 全穀雜糧類

　　全穀雜糧類包含有各式穀類、富含澱粉的根莖類、豆類。如糙米、全麥、蕃薯、馬鈴薯、芋頭、南瓜、山藥、紅豆、綠豆、皇帝豆、栗子、蓮子、菱角等。精緻過的穀類在加工過程中會有營養素流失，若製作質地調整飲食需使用精緻穀類，要記得額外添加營養素在飲食中，避免缺乏。

　　咀嚼功能較弱的人，雜糧要煮的鬆軟可以運用小技巧，如先浸泡、增加煮飯的水

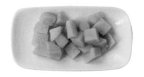

量。亦可以選擇根莖類,如地瓜、馬鈴薯、南瓜容易煮至鬆鬆軟軟的食物取代主食,亦可加到菜餚中,或變化烹調做成點心,不僅增加稠度,也是增加熱量攝取的好方法。

② 豆魚蛋肉類

豆魚蛋肉類食物富含優質蛋白質,選擇的優先順序依序為豆>魚>蛋>禽肉>畜肉,不但同時是考量食物中的飽和脂肪成分,維護心血管健康,同時也是食物質地軟硬度的考量。

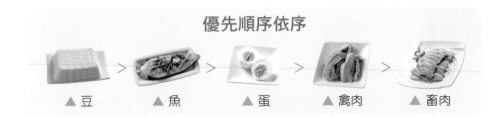

豆類是植物性蛋白質,營養價值高,可選擇如豆腐、白豆包、嫩豆干等比較軟嫩的食材,也可利用豆漿作為高湯底,增加蛋白質攝取。

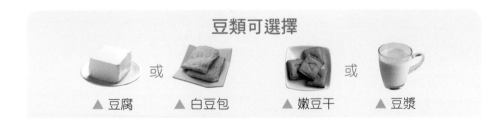

我們平常食用的肉類,主要是肌肉的部分,它是由成束的肌纖維、結締組織和脂肪構成。肌纖維的功能是讓肌肉能夠伸縮,而陸上動物肌肉的肌纖維很長,透過結締組織與骨頭緊密相連,所以陸上動物的生肉通常很韌且有彈性。魚的橫紋肌裡的肌纖維,比陸上動物來得短,通常只有 0.2 ～ 1 公分長,而且魚肉的膠原蛋白相對較脆弱,所以肉質比陸上動物的肉來的軟。

肉類中的結締組織形成的筋、筋膜影響肉的硬度比脂肪大。而陸上動物、較老、大型動物，結締組織也明顯較多。較少運動到的肌肉，其結締組織較少，例如里肌肉、雞胸肉等相對較嫩。所以在選擇肉類時，可優先選擇魚、家禽的胸肉會較細軟易咀嚼。

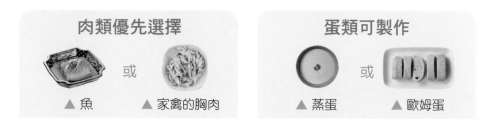

肉類優先選擇　　或
▲ 魚　　▲ 家禽的胸肉

蛋類可製作　　或
▲ 蒸蛋　　▲ 歐姆蛋

蛋富含維生素 B1、B2、卵磷脂和鐵、磷等礦物質，除了可以用來醃製肉類，讓口感吃起來較軟且滑順，製作成蒸蛋、歐姆蛋也較軟嫩，應注意避免供應滷煮過久的蛋，另外乾蛋黃也可能太乾卡在口腔與喉腔不利吞嚥。

③ 蔬菜類

蔬菜中的維生素、礦物質、膳食纖維及植化素含量豐富，顏色越深綠或深黃，含有

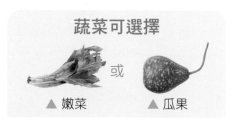

蔬菜可選擇　　或
▲ 嫩菜　　▲ 瓜果

的維生素 A、C 及礦物質鐵、鈣也越多。其中膳食纖維與幫助排便、維持腸道健康有關，長者可能因咀嚼功能不佳、假牙不合等問題而減少蔬菜攝取，引起便秘腹脹問題，導致食慾不佳。

採買時，可以選擇軟嫩葉菜與瓜果類蔬菜，避免粗纖維與硬梗。可以選擇如菠菜、莧菜、地瓜葉的嫩葉，蘿蔔、瓠瓜、大黃瓜、冬瓜等，白花椰菜、海帶也是容易煮軟的食材。除了燉煮的方式，也可以將蔬菜殺菁後冷凍分裝，每次食用前再取出煮熟，會讓食物質地更加柔軟。

④ 水果類

水果主要提供維生素，尤其是維生素 C 與膳食纖維。因為水果的外皮較粗糙不易咀嚼，可去皮後視需求磨泥、切碎、薄片或小丁供應。要注意有些水果在口中咬下時，汁液會流出，要一邊吞下液體一邊咀嚼固體食物，對吞嚥障礙的患者是一連串複雜的工作，可能會造成嗆咳，如西瓜、柑橘類等，這類食物需要經過評估吞嚥能力才知道是否適合？建議可選擇吃柔軟的水果，如香蕉、木瓜等。

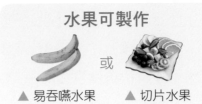

水果可製作

▲ 易吞嚥水果 　或　 ▲ 切片水果

⑤ 乳品類

乳品類含有豐富的鈣質與容易吸收的蛋白質，如鮮乳、優酪乳、優格、乳酪（起司）等，加到菜餚、點心中會增加香氣與熱量攝取。若有乳糖耐受不良的問題，建議可少量慢慢嘗試，讓腸道適應，或選用已被益生菌分解掉乳糖的優格、優酪乳及無乳糖牛奶等。

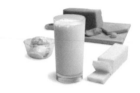

⑥ 油脂及堅果種子類

油脂類所提供的熱量相對較高，並且含有脂溶性維生素。烹調用油建議選擇含單元不飽和脂肪酸較多的油脂，例如橄欖油、苦茶油、芥花油、花生油等植物油，減少含飽和脂肪較高的動物油脂以預防心血管疾病。

油脂及堅果種子類可選擇

▲ 核桃　 ▲ 堅果　 ▲ 花生油　 ▲ 橄欖油

此外，在準備 IDDSI Level 4 、 Level 5 餐點時，可能需要將菜餚加水攪打，這會讓食物的熱量密度降低，建議可以加回原菜餚湯汁或植物油以提高熱量。

須注意的是，整粒的堅果不適合提供給咀嚼吞嚥困難的患者食用，因吃這類食品需要有良好的咀嚼能力，將其咬碎或磨碎並與唾液混合成濕潤的食物團才能安全吞嚥，以避免窒息、誤吸風險。

⑦ 水分

水是維持跟身體正常代謝與消化機能所必需的，當身體缺水時會自動調控引發口渴感覺，長者可能因感覺退化而忽略，或因膀胱控制能力降低擔心頻繁跑廁所而刻意減少液體補充，此外有吞嚥障礙的患者也可能因害怕喝水造成嗆咳而避免喝水，長期會造成脫水、便秘等情形。

因此，調整適當的液體濃度，或做成好吃的水凍狀飲品讓長輩安心攝取，也是備餐時要注意的重點。

▲ 水分可調整液體濃度，安心攝取。

📋 餐點準備技巧

(一) 吃多少才夠？

熱量是維持身體機能的能量來源，單位是大卡（千卡，kcal）；醣類與蛋白質每 1 公克約能提供 4 大卡的熱量，脂肪則為 9 大卡。隨著年齡增長，活動與基礎代謝率降低，熱量的需求會減少。衛生福利部國民健康署建議銀髮族，熱量攝取男性1700 ～ 2500 大卡，女性則為 1400 ～ 2000 大卡。

依不同的生活活動強度及熱量分配原則，可分配六大類食物之建議攝取量（詳見本書第 78 頁）。若熱量攝取不足，則會分解身體組織用以作為維持生命的能量。因此每天吃的夠不夠，從體重來觀察是較容易的方式。

銀髮族建議熱量攝取

男性   **女性**

1700 ～ 2500 大卡　　　　1400 ～ 2000 大卡

蛋白質在身體扮演了很重要的角色，包含建造修補身體組織，免疫功能的維持、參與體內消化代謝功能與賀爾蒙成分。尤其是肌肉組織的合成，當骨骼肌質量與功能流失即造成肌少症，可能發生的原因，例如老化、營養不良、臥床、活動力減少、慢性疾病與體重下降有關。吞嚥困難患者若無攝取足夠營養，甚至引起衰弱症，不斷惡性循環。

蛋白質攝取量，建議一般健康老年人（> 65 歲）平均每日攝取量至少在每公斤體重 1.0 ～ 1.2 公克；若存在急性或慢性疾病，長者的營養不良風險會增加，需要更多的蛋白質，建議攝取至少每公斤體重 1.2 ～ 1.5 公克。

另外也建議增加身體活動量，如阻力型運動、有氧運動，可依個別身體狀況與可耐受程度調整。

蛋白質攝取量

一般健康老年人（> 65 歲）
≒ 每公斤體重 1.0 ～ 1.2 公克

營養不良老年人
≒ 每公斤體重 1.2 ～ 1.5 公克

▼ 銀髮族熱量與蛋白質需求

營養素		身高	體重	熱量 (2)(3)		蛋白質 (4)
51 ～ 70 歲	（低）	165 ～ 153	60 ～ 52	1700	1400	55 ～ 60
	（稍低）			1950	1600	
	（適度）			2250	1800	
	（高）			2500	2000	
71 歲 以 上	（低）	163 ～ 150	58 ～ 50	1650	1300	60 ～ 50
	（稍低）			1900	1500	
	（適度）			2150	1700	

※ 資料來源：擷取自國人膳食營養素參考攝取量第八版

▼ 65 歲以上銀髮族一日飲食建議

年齡	65 歲以上					
生活活動強度	低		稍低		適度	
性別	男	女	男	女	男	女
熱量（大卡）	1700	1400	1950	1600	2250	1800
全穀雜糧類（碗）	3	2	3	2.5	3.5	3
未精製 *（碗）	1	1	1	1	1.5	1
其他 *（碗）	2	1	2	1.5	2	2
豆魚蛋肉類（份）	4	4	6	4	6	5
乳品類（杯）	1.5	1.5	1.5	1.5	1.5	1.5
蔬菜類（份）	3	3	3	3	4	3
水果類（份）	2	2	3	2	3.5	2
油脂與堅果種子類	5	4	5	5	6	5
油脂類（茶匙）	4	3	4	4	5	4
堅果種子類（份）	1	1	1	1	1	1

※ 「未精緻」主食品，如糙米飯、全麥食品、燕麥、玉米、蕃薯等。「其他」指白米飯、白麵條、白麵包、饅頭等，這部分全部換成「未精緻」更好。

▼ 食物代換表

全穀雜糧類 1 碗 （碗容量為 一般家用飯 碗重量為可 食重量）	＝糙米飯 1 碗或雜糧飯 1 碗或米飯 1 碗 ＝熟麵條 2 碗或小米稀飯 1 碗或燕麥粥 2 碗 ＝米、大麥、小麥、蕎麥、燕麥粉、麥片 80 公克 ＝中型芋頭 4/5 個（220 公克）或小蕃薯 2 個（220 公克） ＝玉米 2 又 2/3 根（340 公克）或馬鈴薯 2 個（360 公克） ＝全麥饅頭 1 又 1/3 個（120 公克）或全麥吐司 2 片（120 公克） 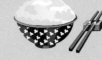
豆魚蛋肉類 1 份 （重量為可 食部分生重）	＝黃豆（20 公克）或毛豆（50 公克）或黑豆（25 公克） ＝無糖豆漿 1 杯 ＝傳統豆腐 3 格（80 公克）或嫩豆腐半盒（140 公克） 或小方豆干 1 又 1/4 片（40 公克） ＝魚（35 公克）或蝦仁（50 公克） ＝牡蠣（65 公克）或文蛤（160 公克） 或白海參（100 公克） ＝去皮雞胸肉（30 公克）或鴨肉、豬小黑肌肉、羊肉、 牛鍵肉（35 公克） ＝雞蛋 1 個
乳品類 1 杯 （1 杯 ＝ 240 毫升全脂、 脫脂和低脂 奶 ＝ 1 份）	＝鮮奶、保久乳、優酪乳 1 杯（240 毫升） ＝全脂奶粉 4 湯匙（30 公克） ＝低脂奶粉 3 湯匙（25 公克） ＝脫脂奶粉 3 湯匙（20 公克） ＝乳酪（起司）2 片（45 公克） ＝優格 210 公克
蔬菜 1 份 （1 份為可食 部分生重約 100 公克）	＝生菜沙拉（不含醬料）100 公克 ＝煮熟後相當於直徑 15 公分盤 1 碟或約大半碗 ＝收縮率較高的蔬菜，如莧菜、地瓜葉等，煮熟後約占半碗 ＝收縮率較低的蔬菜，如芥蘭菜、青花菜等，煮熟後約占 2/3 碗
水果類 1 份 （1 份為切塊 水果約大半 碗 1 碗）	＝可食重量估計約等於 100 公克（80～120 公克） ＝香蕉（大）半根 70 公克 ＝榴槤 45 公克

油脂與堅果種子類1份（重量為可食重量）	＝芥花油、沙拉油等各種烹調用油1茶匙（5公克） ＝杏仁果、核桃仁（7公克）或開心果、南瓜子、葵花子、黑（白）芝麻、腰果（10公克）、或各種花生仁（13公克）或瓜子（15公克） ＝沙拉醬2茶匙（10公克）或蛋黃醬1茶匙（8公克）

※ 資料參考來源：衛生福利部《老年期營養參考手冊》

(二) 少量多餐

　　吞嚥障礙的長者，進食速度較慢，當進食時間拉長，容易感覺疲倦，可能吃不完準備的餐點，而誤嚥的機率也會增加。因此我們可以採少量多餐的方式，將每天需要的熱量分配在 4 ～ 5 餐（三餐加 1 ～ 2 次點心）中，並且提高營養密度，這樣食物的體積就不會太大，也較能縮短進食時間。

(三) 飲食均衡多變化

　　為了攝取到身體所需要的營養素，均衡飲食是很重要的，將六大類食物分配到餐點中，平均分配各式食物供應的頻率，豐富食物的多樣性，以增加進食的樂趣及熱量的攝取。

　　我們可以將家常菜餚透過食物軟化、切碎或攪打成適合患者的食物級別，**餐餐穿插不同食物種類，如米飯類→麵食類、魚類→雞肉，也可以嚐試不同風味，如中餐→西式→南洋風**，搭配天然食材的顏色變化以增加感官吸引力。

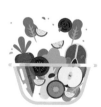

(四) 好吞嚥

　　準備的食物穩定性要好，避免因為久放或溫度變化而改變質地，另食物應避免太乾、太黏或太離散（如：海苔、年糕、糖

果），才容易形成食團。

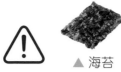

▲ 海苔　　▲ 年糕　　▲ 糖果

較乾的食材可以透過濃醬汁、沙拉醬幫忙乳化，較硬的食物可以透過刀工與烹調技巧使其軟化，富含纖維的蔬菜也要切短，以避免太長的纖維殘留在喉腔。適口大小也是很重要的，一次的量約一茶匙大小，較方便入口，麵條類宜切短，避免吸吮的動作誤嚥。

(五) 體積小、熱量高

在製備食物的過程，會因為要使用果汁機攪打而添加水分，這個動作會降低食物的熱量密度，可以改利用牛奶、豆漿、濃湯取代水，同時增加熱量。

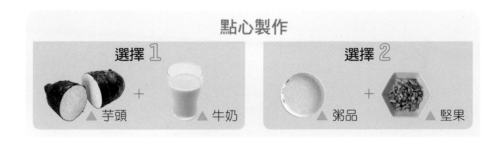

點心製作

選擇 1　▲ 芋頭 + ▲ 牛奶

選擇 2　▲ 粥品 + ▲ 堅果

在製作點心時，也可混搭根莖類與乳品，如芋頭、地瓜加牛奶／優酪，製作成好喝又濃稠的養生飲品。而粥品也可加入堅果、麥芽糊精、米精等一起攪打來提高熱量。

若長輩的攝取量仍無法達到需要量，也可以透過市售的高密度營養品做成飲品或奶酪補充營養。

三天菜單示範

以下運用本書的食譜為大家示範三天菜單。

▼ 1800 大卡示範菜單（適用 Level 6）

	早餐			早點	午餐	
	主食	主菜	蔬菜		主食	主菜
第一天	稠稀飯	野菇歐姆蛋捲	銀杏燒絲瓜	檸檬蘋果飲	地瓜軟飯	照燒雞肉丸
第二天	古早味麵線糊		金銀蛋地瓜葉	綠豆仁西米露凍	軟飯	椒鹽魚排佐莎莎醬
第三天	芋頭雞肉粥			水蜜桃奶酪	娘惹米線	泰式豬肉捲

※ 註：1. 點心的用餐時間，可以依照長輩的進食狀況、生活習慣進行調整。
　　　2. 飲品／湯品請依吞嚥能力調整濃稠度。
　　　3. 食物尺寸請切割成適合的飲食級別大小。

		晚餐				
蔬菜	湯／飲	主食	主菜	蔬菜	湯／飲	水果
蘿蔔筑前煮	味噌湯	培根青醬彎管麵			南瓜濃湯	木瓜
香菇雞風味燉菜	蘿蔔玉米湯	滑蛋瘦肉粥	海苔雞肉餅佐山藥泥	胡麻菠菜		藍莓香蕉果昔
櫻花蝦燴蒲瓜		金沙馬鈴薯麵疙瘩	海鮮餅佐塔塔醬	咖哩燉白花菜		哈密瓜水果果凍

83

2 不同 IDDSI 等級之食物製備技巧——食材選擇、前處理與烹調

☰ 主食（米飯、麵條）

柳宗文營養師（臺大醫院營養室）

(一) 常見主食類食材特性與選擇

隨著健康意識抬頭，人們由過去大多選擇「精緻（加工）」的食材為主，如白米、白土司、麵條等，而現在則漸漸改選用未加工的食材，以提供更多的營養素，像是膳食纖維、維生素（如：B群、維生素E等）、礦物質（如鉀、鎂等）。若主食選擇使用「未過度加工」的食材，應注意較堅硬的質地（如紅豆、玉米、地瓜的外皮），烹調時需完全去除或過濾，否則容易有顆粒殘留。

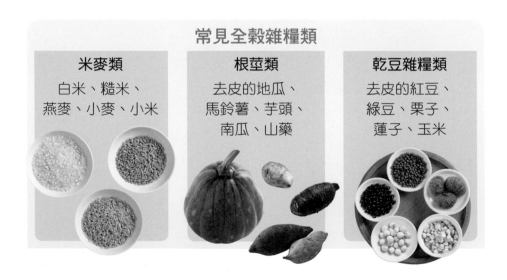

常見全穀雜糧類

米麥類	根莖類	乾豆雜糧類
白米、糙米、燕麥、小麥、小米	去皮的地瓜、馬鈴薯、芋頭、南瓜、山藥	去皮的紅豆、綠豆、栗子、蓮子、玉米

(二) 吞嚥困難飲食注意事項

許多食物可以透過烹調使質地軟化，或利用工具（刀、叉等）進行切塊、調整入口大小。但有些食物可能需要攪打或搗碎，甚至用到食物調理機，以符合吞嚥困難飲食之標準。

其中，在主食食材選擇上，大部分食材經過烹調都可以作為吞嚥困難飲食使用，只要注意各等級中的飲食質地型態與大小。白飯是我國常見主食，若使用其他食材則需注意以下事項：

1 黏性	部分全穀雜糧類如糯米、地瓜，在製備過程可能產生黏附性（黏性）現象，如米糕、地瓜泥，進食時會影響吞嚥，因此在製備過程，若食物出現太黏，可以試著加水、植物油，使其黏性降低。	
2 顆粒大小	乾豆類中的紅豆、綠豆或燕麥粒（片）等，常做為主食攝取，或搭配白飯製備成養生飯一起食用，使用這些食材須注意成品必須符合吞嚥困難飲食之標準外，若跟其他主食食材搭配時（如白飯），還要注意成品其軟硬度、大小等等，避免與白飯、粥有顆粒大小落差，避免進食時，造成嗆咳。	
3 一致性	國人喜歡半流飲食質地如白粥、燕麥粥等，作為早餐或點心食用，然而主食選擇若是以半流質地，要注意食材須大小一致且均質外，其中水分可能要多注意。若太稀或水分過多時，則應適度增加稠度以符合要求。	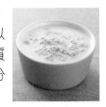

(三) 全穀類處理與烹調軟化小技巧

① 米類

如米、糙米等，個人可依自身所需之咀嚼能力進行烹調，在烹調軟化小技巧上，不妨試著增加水份與蒸煮時間來增米類的軟化。

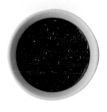

② 雜糧類

如紅豆、綠豆或薏仁、蓮子等，具有外皮且乾燥，質地堅硬者，製備前要先去皮，食材的軟化可利用浸泡方式來提升。

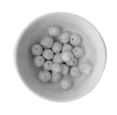

③ 根莖類

如芋頭、南瓜、番薯等，這些可於室溫耐久放的食物，存放過久易造成水份流失過多，導致質地變硬。可將食材切細碎（條），並利用水煮、蒸等烹調方式（避免煎、烤、炸等方式）來幫助食材軟化。必要時，可以將食材蒸熟或利用食物調理機製備後再進行烹調。

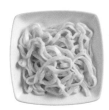

☰ 麵食

葉宜玲營養師（臺大醫院營養室）

全穀雜糧類，是六大類食物中攝取佔比最高的一類食物，舉凡米飯、麵條、饅頭、吐司、番薯、地瓜及芋頭等，皆屬此類食物。因其富含澱粉，所以是提供了我們一日熱量的主要來源。

麵或麵條，是利用穀物（如：小麥）或豆類等富含澱粉的特性，將其澱粉加水和成麵團，經過壓延、擀壓製成片狀，再行切割、擠壓、搓捏或拉延等方式，最終製成條狀或片狀的食品。

由於在製作過程中，澱粉來源種類、蛋白質含量（如：高筋、中筋、低筋）、和水溫度（如：熱麵、冷麵）、切割方式等，皆賦予麵食產生多種變化，在之後的烹調方式，不論是經由煮、炒、燴、炸等，更是衍生出多種飲食文化。

（一）常見的製麵原料

① 小麥

　　小麥是麵粉的主要來源，小麥經過精選、潤麥及一連串的清粉、碾磨、篩分，反覆處理後，最終製成外表細白的麵粉。由於小麥中含有植物性蛋白質，例如：麥穀蛋白、醇溶蛋白、酸溶蛋白、白蛋白、球蛋白等，其中的麥穀蛋白與醇溶蛋白在製程中會相互凝聚在一起，因此，可賦予產品延展性、Q彈口感，我們稱為「筋度」，這團凝聚物質便是在製粉過程中，最常見的副產物「麵筋」；因為麥穀蛋白與醇溶蛋白約佔小麥蛋白的 90％，因此，麵粉中蛋白質含量的高低便決定了麵粉的筋度。

▼ 台灣國家標準 CNS 麵粉分級

類別	顏色	粗蛋白質
特高筋麵粉	乳白	13.5％ 以上
高筋麵粉	乳白	11.5％ 以上
粉心粉	白	10.5％ 以上
中筋麵粉	乳白	8.5％ 以上
低筋麵粉	白	8.5％ 以下

　　一般市售麵粉最常見的便是高筋麵粉、中筋麵粉及低筋麵粉。以下便針對其特性簡單比較：

類別	延展性	彈性	黏性
高筋麵粉	★★★★★	★★★★★	★★★★★
中筋麵粉	★★★	★★★	★★★
低筋麵粉	★	★	★

一般來說，麵粉筋度愈高，加水後黏度愈高、愈不易鬆散，利用此特性，能夠用來製作不同的料理，以下針對不同筋度麵粉常見的應用與產品特性進行說明：

種類	別名	特色	產品
特高筋麵粉		是所有麵粉中，蛋白質含量最高（> 13.5 %），其麵團的筋度、韌性與黏性都極高，可用於製作富有嚼勁的麵食。	油條、麵筋、通心麵
高筋麵粉	高粉、麵包粉、強力粉（日本）	由於蛋白質含量介於11.5～13.5% 左右，加水攪拌後會有出筋的現象，延展性、韌性及黏性大，成品具有彈性，咀嚼起來富有嚼勁口感明顯，適合用來製作需經發酵的食品。	麵包、吐司、麵條、披薩皮
中筋麵粉	中粉、多用途麵粉、中力粉（日本）	由於中筋麵粉筋度適中，所以用途多變。因蛋白質含量介於低筋和高筋麵粉之間，也常常與高筋或低筋混合比例使用。大多數的中式麵食多是使用中筋麵粉，吃起來口感軟中帶點嚼勁。	水餃皮、麵疙瘩、饅頭、包子皮、燒餅等
低筋麵粉	低粉、蛋糕粉、薄力粉（日本）	麵粉外觀顆粒細小、麩質較少，因所含蛋白質較少（筋性低）、因此，延展性小。因此特性，成品多半呈現酥、鬆、軟等特性。	一般甜點：如：蛋黃酥、蟹殼黃等中式糕點，或是戚風蛋糕、海綿蛋糕、千層蛋糕、鬆餅、餅乾及派皮等精緻西點等
無筋麵粉	澄粉	不含麵筋的麵粉，其最大特色是加入熱水糊化、煮熟後，外皮呈現晶瑩剔透，產品內餡看起來若隱若現。	蝦餃、水晶餃、粉皮、涼皮

製備注意事項！由於高筋麵粉中，蛋白質含量介於 11.5 ～ 13.5% 左右，具有加水攪拌後會有出筋的特性，延展性、韌性及黏性變高，成品具有彈性，咀嚼起來富有嚼勁口感明顯，在製作 `Level 6` 以下之菜餚，建議選用低筋麵粉較適宜。

另一種在製麵上常見的麥粉──杜蘭小麥粉，有別於一般小麥粉，其是製作義大利麵的原料。杜蘭小麥又稱硬粒小麥，有別於一般的小麥，杜蘭小麥擁有四套染色體（一般小麥是六套染色體），質地最硬的小麥品種。

杜蘭小麥碾磨製成麥粉後，根據碾磨程度（顆粒大小），由細緻到粗可分為 00、0、1、2 及粗顆粒的「semolina」，semolina 主要用途在製作義大利麵，由於杜蘭小麥粉中，蛋白質含量比例比高筋麵粉要多，相對的碳水化合物比例低，其升糖指數（Glycemic index，GI）也較低。

義大利麵久煮不爛的原因：由於製作義大利麵時採用的麵粉顆粒大，這可以保持澱粉粒被蛋白質包住的結構，在烹煮麵條時，表面的蛋白質受熱凝固，因此降低了澱粉粒吸水膨脹的比例，使義大利麵條有不易煮爛的特性；杜蘭小麥粉的蛋白質含量極高，使用杜蘭小麥粉製作麵製品時，其成筋性強（不易拉扯），這也使義大利麵具有嚼勁、麵條久煮不爛特性。

另一個原因是，利用擠壓式製程的義大利麵條結構緊實，煮麵時水份只能從麵條外層慢慢滲入煮熟。因此，在製做義大利麵料理時，我們可以盡量選擇非「麵條」外觀的義大利麵，如：筆管麵、通心麵、米粒形義大利麵等，其製程和白麵條相似，使用一般杜蘭麵粉經攪拌、延壓及塑形製備而成，這樣的義大利麵就較容易煮軟、煮爛。

② 米

　　稻米，也是富含澱粉的食材。將穀米經由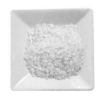
洗米、浸泡、洗浸後，經研磨機磨成米漿，利
用離心脫水方式去除米漿中多餘的水分，製成偏乳白色的米穀澱
粉。利用發酵、碾壓、擠壓、蒸粉等不同製程步驟，米穀澱粉也
發展出多種米製品，如：米粉、炊粉、河粉、米線、麵線等。

▼ 針對市售常見的米穀粉及其特性簡單比較

種類	原料	特色	產品
糙米粉	糙米	稻米收割後，去除表面不可食用的外殼，即為糙米。與白米比較，含有豐富的維生素 B 群、E 及膳食纖維。 ● 口感特性：質地較黏 ● 適用範圍：烘焙產品	麵包、吐司、糕點
蓬萊米粉	蓬萊米（粳米）	米粒外型圓短，直鏈澱粉含量 15~20%，具黏性和彈性，米飯口感 Q 彈。 ● 口感特性：質地黏、吸水性好 ● 適用範圍：烘焙產品	粥品、發糕、芋粿巧、麵包、糕點
在來米粉	在來米（秈米）	米粒外型較細長、透明度較高，直鏈澱粉含量 20~30%，米飯口感不黏、較為鬆散。 ● 口感特性：質地黏性小 ● 適用範圍：傳統米食	一般傳統米食如：碗粿、蘿蔔糕、河粉、米粉、芋頭糕、米苔目、發粿等，組織較鬆散的糕點
糯米粉	糯米	米粒外表呈白色不透明狀，米飯口感較軟、黏性高。 ● 口感特性：質地黏 Q ● 適用範圍：中式點心	湯圓、麻糬、年糕、紅龜粿等（在吞嚥困難餐點製備上，較少使用）

由於白米不含麩質，因此相較於小麥較不易引起過敏（麩質過敏），對麩質過敏者也可以安心使用。因為稻米中不具有小麥特有的麥穀蛋白（Glutenin），因此在產品製作上，不像小麥麵團一樣，會有明顯的彈性，成品也不像一般麵條一樣富有 Q 彈、嚼勁的口感。

③ 根莖類

根莖類食材因富含大量的澱粉的特性，因此，在每日飲食指南中被歸類為「全穀雜糧類」，如：地瓜、南瓜、山藥、芋頭、馬鈴薯、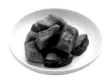豆薯、玉米、蓮藕、蓮子、綠豆、紅豆、薏仁、菱角、栗子、皇帝豆等。也因為根莖類含有大量澱粉，所以陸續衍生出各式相關澱粉與應用。以下針對生活中常見、容易取得的根莖類澱粉之特性進行介紹：

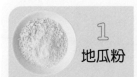

1 地瓜粉	原料：地瓜 （番薯）
	用途：增加黏性、油炸裹粉、增加產品透明感
	應用產品：地瓜圓、芋圓、地瓜球、肉圓外皮

由於地瓜澱粉中，支鏈澱粉比例較高，因此在加熱過後富有黏稠的特性，因此製作成的點心，如地瓜圓、芋圓等，黏性佳、口感 Q 彈；在中式料理中，地瓜粉也常常作為裹粉用，地瓜粉麵衣在油炸過後，可使炸物變得酥脆。

在吞嚥困難餐點製備上，少量使用可增加食材滑嫩度（如肉類裹粉），若採用油炸方式，則需搭配醬汁使用，以改良菜餚酥脆外表特性。

雖然地瓜粉水也可當作勾芡使用，但是因為其吸水性差、容易沉澱、產生的黏性較大，勾芡時不易攪拌均勻或芡汁過於厚重，因此較少作為勾芡使用。

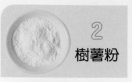

原料：樹薯
用途：勾芡、點心製作
應用產品：芋圓、珍珠粉圓

樹薯粉，又稱木薯粉，廣泛使用在中式料理中，加水攪拌均勻後可做為勾芡使用，也可作為裹粉油炸使用，由於樹薯粉的特性與太白粉類似，價格上也比較便宜，所以常以樹薯粉取代太白粉使用。樹薯粉的優點是作為勾芡使用時，比較不容易還水；加熱冷卻後，短時間不容易變硬，因此像是芋圓、粉圓、粉條、粉粿類等台式小點心，很適合使用樹薯粉製作。

原料：馬鈴薯、樹薯
用途：勾芡
應用產品：芋圓、珍珠粉圓

目前市售的太白粉，主要是由馬鈴薯或樹薯為原料所製成。太白粉在中式料理中，多作為勾芡使用，其加熱後會凝結成透明、具黏稠性的物質，以冷水調勻後的太白粉水，在起鍋前加入料理中，可增添料理的外表光澤，大部分應用在「燴」的料理中，可增加食物的滑順感、湯汁的濃稠度。以加熱後產生的黏性比較，馬鈴薯為原料的太白粉，其黏性高。

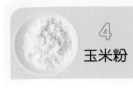

原料：玉米

用途：增加濃稠度、勾芡

應用產品：卡士達醬、西式糕點

玉米粉，又稱粟粉，英文名稱 Corn Starch。玉米粉可增加料理的黏稠度，多用於餡料的製作中，如：卡士達醬，可增加內餡的滑順與黏稠感。在製作西式糕點時，如：蛋糕，若於麵粉中添加玉米澱粉，可降低麵粉筋度，增加蛋糕成品鬆軟口感。在中式料理中，玉米粉也可應用在醃肉上，能使肉類帶有滑嫩口感，另外，由於玉米粉凝結後不易還水的特性，所以也非常適合拿來勾芡使用。

原料：蓮藕

用途：點心、勾芡

應用產品：藕粉羹

使用新鮮蓮藕加工製作而成的，因此粉末外表呈現灰白色。雖然藕粉在加熱過後，具有黏稠性，也可增添料理的外表光澤，可取代太白粉當作勾芡使用，或是用作製作粉圓的材料，但是，由於其加工製粉的手續繁覆，價格也相對較高，所以使用較不廣泛。

善用根莖類澱粉：利用各式澱粉的特性，可賦予料理黏度及晶瑩透明的視覺效果。根莖類澱粉中，不論是樹薯粉、玉米粉或藕粉等，皆具有增加黏度、增添食材表面光澤與不易還水等特性，甚至可運用在醃肉上，料理時可多加利用，以製備出滑嫩質地的成品，另外，亦可節省商業配方增稠劑的使用，是具有經濟效益的好選擇。

(二) 烹調注意事項

　　除了米飯外，麵食是我們重要的主食來源。一般的麵食皆可以透過水煮的方式來達到軟化的效果，但是製備時仍須注意以下幾點：

1 **食材大小**	由於一般市售的麵條、米粉、米線等，長度較長，在為吞嚥困難病友製作餐點食，須注意每個 IDDSI 等級所對應的食材大小，如：**Level 6** 的軟質食物，強調食材需一口量，因此，在食物烹調前需剪短（1.5 公分）。
2 **烹調時間**	由於製麵的原料不同（麵粉、米穀粉）、各家廠商使用的比例也不同，因此，麵條烹煮時間也不盡相同。麵條烹煮時需注意加熱的時間，若過度加熱，可能造成澱粉過度糊化，產生具有高黏性的產品，此時可適時的添加含酵素塑型劑，尤其是在製備 **Level 4** 等級的食物時。 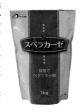
3 **麵體與湯汁** **分開製備**	在一般的湯麵製備過程中，會將前處理好的麵體與湯汁一起烹煮，如：米粉湯、麵線糊等，但是，由於每個病友適應的飲品稠度不同，因此建議製備時，麵體與湯汁需分開製備。
4 **保存方式**	由於粉狀物質（麵粉、米穀粉、根莖類澱粉）表面積大，容易吸濕，因此需更加注意儲存方式。保存時需注意保持乾燥，裝入密封罐中置於乾燥、陰涼處保存。

🔖 肉類

郭雅婷營養師（臺大醫院營養室）

(一) 各類肉類的選擇與製備技巧

① 肉類挑選原則

A. 雞肉建議選擇

1. 雞里肌（雞柳）

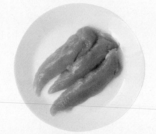

為附著在雞胸骨上的兩條肌肉，口感軟嫩，脂肪含量低，但因數量較少因此單價偏高。

2. 去皮雞胸清肉

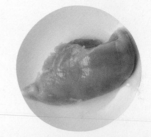

雞胸去骨去皮後的清肉部分，脂肪含量低，含筋量低，但水份含量較少，因此會較里肌與雞腿部位乾硬。

3. 去骨雞腿排

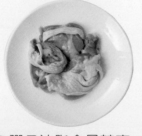

肉質Q彈且油脂含量較高，因此肉質較不會乾柴，但含筋量較多；而雞皮油脂含量較高且韌性較強，因此建議需去皮斷筋。

4. 清雞排

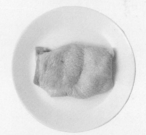

特性介在雞腿肉與里肌肉之間，含筋量較雞腿略少，但油脂含量較里肌高，使用前亦須去皮斷筋。

※ 以上推薦部位使用前建議皆須去皮、去筋或斷筋，可增加食用時的柔軟度。

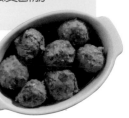

B. 豬肉建議選擇

1. 小里肌／腰內肉（Tenderloin）

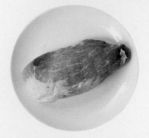

取自豬背脊脊部，是豬隻所有部位中最軟嫩的部位，脂肪含量低且筋含量少，最適合用於軟質飲食烹調。

2. 中里肌（Shank）

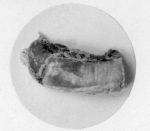

中里肌位於豬的後腿內部，脂肪含量低，筋含量亦較腿肉其他部位低，是豬肉部位排名第二軟的區域。

3. 前腿肉——胛心肉（Picnic Shoulder）

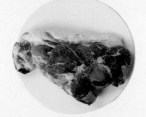

此部位屬於下肩肉，位於豬的肩胛處，肥瘦比例較為均勻但含筋量較高，因此適合用於絞肉的製作。

4. 梅花肉（Boston Butt）

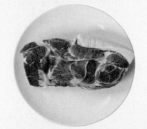

豬的上肩肉，肉筋量較里肌高，由於脂肪含量豐富因此口感較軟嫩，適合用於燉煮烹調。

※ 以上推薦部位使用前建議皆須經過去筋或斷筋，可增加食用時的柔軟度。

C. 魚肉（注意細刺）建議選擇：無刺魚排

1. 鱸魚

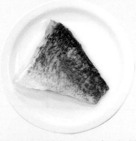

肉質細軟有彈性、適合清蒸方式烹調。

2. 巴沙魚排（越南鯰魚）

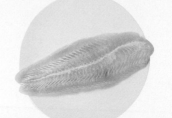

無刺、肉質較鬆散軟爛、顏色較偏白、含水量高。

3. 鯛魚片

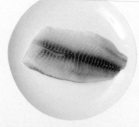

無刺、肉質較厚且緊實、含水量較低、建議烹調方式以清蒸或燉煮方式烹調，避免肉質過度乾澀。

4. 大比目魚／扁鱈

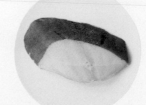

肉質細嫩、含水量中等、油脂量較高、帶皮有中軸大刺！（目前市售有去刺切塊的販售形式可使用）

※ 魚類建議選擇無刺且肉質較細軟的種類為佳。

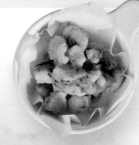

(二) 食材處理技巧

① 工具篇

果汁機	**絞肉機**
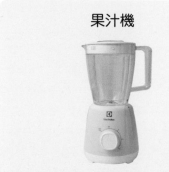	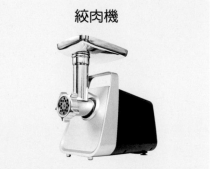
適用於攪打大量食材、肉類、魚漿、全流質料理等。	適用於製作各式絞肉（可自行搭配肥瘦比例）。
片刀（文刀）	**手持攪拌器**
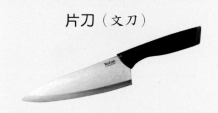	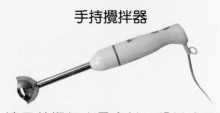
適用於魚類、肉類等食材切薄片或逆紋方式切小塊。蔬菜類食材切絲或切碎狀。	適用於攪打小量食材、醬料或果汁類等。
肉槌	**斷筋器**
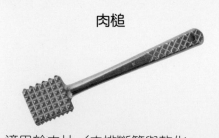	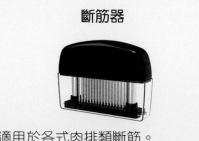
適用於肉片／肉排斷筋與軟化。	適用於各式肉排類斷筋。

② 前處理——斷筋篇

原理

肉類的肌纖維在烹調加熱過程中會逐漸緊縮，使得烹調完後的肉類需要用更大的咀嚼力道才能破壞肉類的纖維，但如果在烹調前就先利用菜刀、斷筋器等工具去切斷肉類的筋，或是使用肉槌去敲打肉排或肉片來破壞肉品的肌肉纖維及筋膜，就能夠使烹調的肉質更加軟化。

操作方法

❶ **去筋**：在對肉品進行型態切割（切塊／片／絲／條）前需先將肉品表皮、筋膜、筋質以及過多的脂肪部位切除，其中筋膜（肌外膜）與筋質（肌內膜）的切除是後面肉品烹調前最重要的環節。在肉的表面或是肉與肉之間，可以看到一層白色的部份，那就屬於「筋」，它的特性就是堅韌，可以抓附住肉與肉間的連結，讓肉質緊實，因此想要讓肉鬆軟就要先將這層筋去除。

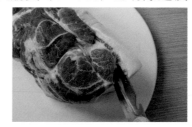
▲ 去除油脂

但是筋的去除需要一定的技巧性，因此一般民眾也可以請肉商協助去除，或是選擇前面推薦部位選項中的排名前 2 都是筋含量最低的區塊，但仍會存有少量需做剔除，例如雞里肌。而含筋量的多寡取決於該部位是否為該動物運動時需要使用到的部位，運動量越大含筋量越高，肉品品嚐時需要使用的咀嚼力就越高。

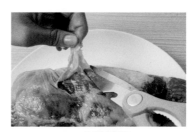
▲ 去除筋膜

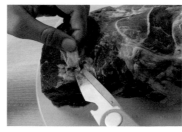
▲ 去除筋質

❷ **穿刺**：利用叉子、斷筋器或是小刀對肉品進行插刺的動作、透過穿刺肉的動作來達到切斷肉筋的效果，這個步驟除了可以軟化肉品外，也可以增加醃製肉品時肉類的入味程度，讓醬汁可以快速的滲透入肉品。適合用於處理肉塊／排／片或是魚排時使用。

❸ **槌打**：使用肉槌槌打比較有厚度的肉排類（例如：豬里肌排）除了可以達到斷筋效果外，還可以改變肉排厚度，讓體積變大、厚度變薄，可以提升烹調時的受熱效率。

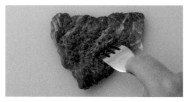

▲ 穿刺

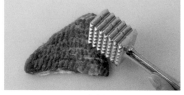

▲ 槌打

❹ **切割**：前面介紹到的肉槌法比較適合一般肉品，但若是選擇的是魚類料理就比較適合使用穿刺或是切割方式來進行斷筋，以免捶打過程把魚肉打爛。

一般切割方法分為兩種方式，分別為順紋以及逆紋切法，順紋切法是為順著肉品本身紋路切割，因此肌肉纖維會呈現長條且完整的形式，口感也會較有嚼勁；相反的，逆紋切法則可以切斷肌肉的纖維，使肌肉纖維變短，即可增加肉品的軟度。

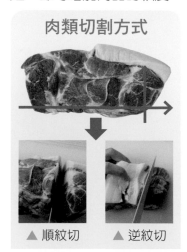

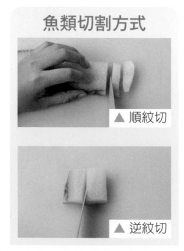

※ 順紋：纖維完整且呈長條狀；逆紋：纖維破碎且短小。

③ 前處理──醃製篇

　　將肉品進行完斷筋的步驟後，為了讓肉品可以更加軟化，還可以透過下列幾種方式來進一步提升肉品的保水度與嫩度，避免肉品烹調過程中過度乾柴。在醃製步驟中要特別注意的是接觸的表面積，若肉品型態越厚實能夠滲透到內部的醃製液就越少，需要耗費的時間也越多，因此建議要盡量將食材切小或切薄來增加與醃製液的接觸表面積以達到最佳的嫩化與保水效果。

蛋清

蛋白具有保溼及保護的特性，一般在抓醃肉品時，可以加入少許蛋清，並將其充分塗抹在肉品表層，使肉品達到達到鎖水的效果，增加口感滑順度。

水份

烹調前置中的「打水」，這個步驟最常被應用在絞肉餡，或是比較乾澀的雞胸料理中，這個動作是在盆裡放入肉丁（切小塊可以加速水分吸收）或絞肉，並加入少量的水分後，以同方向攪拌至肉質吸收水分，再加入少量水繼續同方向攪拌，大約重複 3～4 次，並靜置一下，確認水分已吸收。

★ 小提醒

- 這個方式適合使用在脂肪分布較少，或煮起來容易乾柴的肉類中，但海鮮與魚類則不適合。

- 打水完成的肉品，可以再抹上少許的油或是加些太白粉，形成保護層，幫助鎖住水分。（順序：先打水後加油，不可以相反喔！）

- 若攪打時就發現肉已無法將水吸收，代表肉類含水量已飽和無法再吃水了，此時應該停止加水的步驟。但若是本來已經吸收但於靜置後水分卻滲出，代表攪拌時未確實將水打入，這時候請繼續重複攪拌的步驟至水分吸收完全。

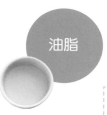

油脂

提到油脂大家首先想到的可能都是它所帶來的高熱量，但其實油脂的添加在烹調過程中扮演著保住肉汁，並提升風味的重要角色，使用的原理與蛋清相似，在肉品表面形成一層保護層，讓肉汁可以鎖在肉裡。

★ 小提醒
- 抓醃肉品時，可以先將調味料與肉品抓醃好，最後再拌入少許油增加潤滑度與包覆肉汁。
- 要將肉品放入烤箱或是煎鍋前，可以在肉品表層塗油，一方面讓肉品更能均勻受熱，另外也能減少沾黏器具的問題。

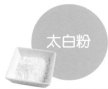

太白粉

太白粉在製作吞嚥困難飲食中扮演非常重要的角色，除了可以在醃肉時和蛋清以及油脂一樣起保水作用外，還可以做為天然增稠劑，也就是我們一般俗稱的「勾芡」，透過本身澱粉糊化特性來增加醬汁濃稠度。

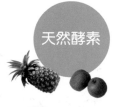

天然酵素

提到天然分解酵素，我們最先會想到的種類就是「鳳梨、奇異果」，這兩種水果都含有蛋白分解酵素，建議可以打成果汁或是磨泥後均勻塗抹，或將肉品浸泡其中，以達到軟化效果。除了水果外，其實菇類也有相同的效果，民眾可以選擇將菇類切碎後與肉一起醃製，或是使用菇類的醃製液（將菇類切碎加水泡上 2 個小時後取出菇類）和肉一起放入密封袋中冷藏浸泡，讓菇類的酵素分解肉類達到軟化效果。

★ 小提醒
- 新鮮鳳梨與奇異果才有酵素分解功能，由於加熱酵素特性就會被破壞，因此水果罐頭是沒有這種功能的！！
- 不論是菇類或水果的醃製方式都會讓肉品上殘留一些味道，因此可以依照需烹調的料理風味來選擇使用的種類。
- 由於此類酵素作用會不斷進行，因此不建議醃製過久，否則烹調好的肉類可能口感會有分解過度的粉狀感。

☰ 根莖蔬果類

韋郁晴 營養師（臺大醫院營養室）

　　「蔬菜」與水果是維生素、礦物質、膳食纖維及植化素的良好來源，是其他類別食物較難以替代的。蔬菜與水果富含的植化素是良好的抗氧化物質，各式各樣顏色，涵蓋不同類別的植化素營養成分，像是：紅色蔬果→富含茄紅素、花青素等；橘黃色蔬果→富含 β-胡蘿蔔素、類黃酮素、玉米黃素等；綠色蔬果→富含類胡蘿蔔素、穀胱甘肽等；紫色蔬果→富含花青素、類黃酮素等；白色蔬果→富含大蒜素、有機硫化物等。

各類顏色食材富含的植化素

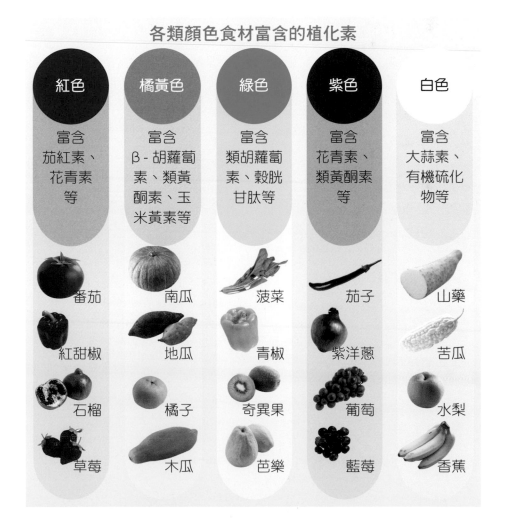

紅色	橘黃色	綠色	紫色	白色
富含茄紅素、花青素等	富含 β-胡蘿蔔素、類黃酮素、玉米黃素等	富含類胡蘿蔔素、穀胱甘肽等	富含花青素、類黃酮素等	富含大蒜素、有機硫化物等
番茄	南瓜	菠菜	茄子	山藥
紅甜椒	地瓜	青椒	紫洋蔥	苦瓜
石榴	橘子	奇異果	葡萄	水梨
草莓	木瓜	芭樂	藍莓	香蕉

另外，蔬菜類富含膳食纖維是人體需要的營養素，與腸道健康、排便狀況、血糖穩定，甚至代謝症候群與慢性疾病控制都息息相關。每人建議量為每 1000 大卡 14 公克之膳食纖維。根據「1999 ～ 2002 年台灣地區老人營養健康狀況調查」以 24 小時飲食回顧法評估 65 歲以上長者膳食纖維攝取情況，平均攝取量為 18.5 公克。

另外「2005 ～ 2008 年台灣成人與老人營養素及食物攝取來源之變遷趨勢研究」發現，成年人與老年人的膳食纖維量皆有下降的現象。普遍而言，膳食纖維是飲食常被忽略的營養素。因此，在餐食當中增加蔬菜攝取是必要的。然而，也因為蔬菜富含膳食纖維的特性，對於吞嚥及咀嚼困難的族群來說，攝取足夠蔬菜更是一大難題。因此，本章節透過食品科學及營養學概念，將拆解各類蔬菜的飲食烹調技巧。

▼ 推薦可以增加菜餚適口性與膳食纖維的根莖類食材

推薦食材	每 100 公克所含膳食纖維（公克）
山藥	1.3
黃肉甘藷	2.5
馬鈴薯	1.3
芋頭	2.3
南瓜平均值（去皮）	2.5

※ 參考資料：TFDA 食品成分資料庫 2020 版。

▼ 常見蔬菜膳食纖維含量

蔬菜食材類別	每 100 公克所含膳食纖維（公克）
木耳	7.4
生鮮香菇（平均值）	3.8
甘藷葉（去粗莖）	3.3
冷凍青花菜	3.3
紅莧菜	3.1
胡蘿蔔	2.7
白莧菜	2.4
波菜	1.9
白蘆筍	1.8
圓茄子（含皮）	1.6
蒲瓜（去皮）	1.3
青江菜	1.9
冬瓜（去皮）	1.1
甘藍菜（平均值）	1.1
白蘿蔔	1.1
絲瓜	1.0
大番茄	1.0
胡瓜	0.6

※ 參考資料：TFDA 食品成分資料庫 2020 版。

(一) 各類蔬菜的特性

不同的蔬菜類別，有不同的口感及特性，以下歸納各類別食材，並整理嫩化方式：

① 破壞蔬菜纖維

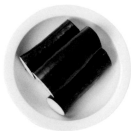

蔬菜前處理是必要的步驟，例如：將蔬菜去皮、切成小段、透過高溫烹調、水煮增加保水度等。不同食材特性，適合不同的前處理方式。

小技巧	舉例
蔬菜去皮、去膜	例如： ● 番茄畫十字刀，放入滾水煮 3 分鐘。再泡入冷水中，就可以輕鬆將皮去除。 ● 需要削皮蔬菜，例如：絲瓜、瓠瓜、大黃瓜等，多削一次皮，可以讓食物質地更軟。去除過老的瓜囊也可以幫助這類食材較好咀嚼。 ● 茄子、蘆筍、四季豆、敏豆，甚至是花椰菜、芥藍菜、芥菜、大白菜、高麗菜等，使用削皮刀稍微將外表削去一層後，也可以讓食材變得較好煮軟。
蔬菜劃十字刀	可以在蔬菜表面劃刀，幫助咀嚼。
蔬菜選對方向切段、切小塊	
用水燜煮或燉煮	以水煮的方式，可以增加食材的保水度。在快炒、拌煮、甚至烘烤前，可以先透過水煮或蒸煮的方式，將根莖類食材煮軟，再加以烹調，幫助食材快速嫩化。
延長烹煮時間	延長時間烹煮根莖類、瓜類食材，也可以利用加熱的方式，使食材煮軟。

小技巧	舉例
善用食材特性增加適口度	剁碎或剁泥食物可以加入具有滑順感的食材（例如：黑白木耳），或澱粉含量高的食材（例如：馬鈴薯、山藥），以調整蔬菜料理的質地，使食物變得鬆軟好入口。

② 選購與嫩化食材原則

類別	選購訣竅	推薦食材	嫩化食材方法
葉菜類	葉面翠綠有光澤，避免枯黃，纖維細嫩	莧菜、波菜、地瓜葉、油菜花	去除莖部，保留嫩葉進行烹調。
瓜果類	綠色瓜果挑選表皮深綠，果肉較保水；表皮轉黃表示過熟，具有重量感，表示水分足夠。	大黃瓜、瓠瓜、絲瓜、冬瓜、苦瓜、青木瓜、佛手瓜、茄子、番茄	去除粗糙外皮，並可以多去一次皮，再次去除粗纖維，幫助食材烹調煮軟。
根莖類	外表新鮮，避免選擇乾癟食材。	紅蘿蔔、白蘿蔔、馬鈴薯、山藥、地瓜、南瓜、蓮藕	可去除表層薄皮，幫助咀嚼。
豆莢類	選擇翠綠豆莢，較新鮮；避免購買枯黃或缺乏光澤的豆莢，表示口感較老。	敏豆、四季豆	去除兩側筋絲、切小段

(二) 提升蔬菜風味的烹調技巧

多數人不喜歡蔬菜的原因，不外乎是蔬菜類烹調缺乏變化，因此改變烹調方式，增加蔬菜料理風味、香氣及增加視覺刺激，都能夠有助於增加食慾。

① 善用天然辛香料

蔥、薑、蒜、九層塔

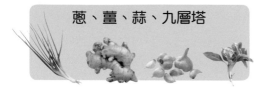

八角、茴香、枸杞、紅棗

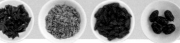

② 高湯烹煮提升蔬菜料理的鮮美味

熬煮瓜類蔬菜時，可以善用高湯烹煮，增添風味。

雞或豬高湯	柴魚高湯	蔬食高湯
使用雞骨架或豬大骨熬製高湯。	使用柴魚、昆布，放入中藥袋熬煮高湯。	可以使用高麗菜、紅蘿蔔、蘋果等熬煮高湯。

③ 善用風味醬料增添味覺變化

日式醬料	台式醬料	西式醬料
胡麻醬、柴魚風味醬、味噌醬、壽喜燒醬。	紅蔥肉燥醬、蠔油醬、蒜蓉醬、紅燒醬、糖醋醬。	番茄肉醬、蜂蜜芥末醬、鮪魚抹醬、油醋醬、奶油白醬。

④ 善用食材組合增加營養均衡

乾貨爆香熬煮

乾香菇、蝦米、櫻花蝦等，口感較具韌性，不易咀嚼。可以在爆香後，使用食物調理機或果汁機攪打成醬汁，淋在菜餚上增加風味。

木耳、山藥

食物天然的滑潤成分，可以增加料理的適口感，亦是天然的增稠劑。同時木耳及山藥也可以增加膳食纖維的攝取量。

蛋

蛋類有滑潤食材的效果，也是富含蛋白質的成分，適度添加在蔬菜類料理，可以增加風味，同樣也能攝取優質蛋白質。

豆腐

豆腐是推薦給素食者的優質蛋白質，可以在蔬食類料理提升營養密度，亦有滑潤料理及具有凝聚性的效果。

🗂 水果

柳宗文 營養師（臺大醫院營養室）

(一) 常見水果食材特性與選擇

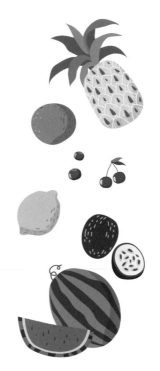

在我國每日飲食指南中六大類食物中包含「水果類」，「水果類」富含水分和豐富的維生素與礦物質，尤其是維生素C，部分水果外皮含有植化素、膳食纖維等，可以洗淨後可連皮直接吃。

由於台灣物產豐饒，水果種類豐富，建議選擇在地、當季的水果。然而吞嚥困難的民眾，因為進食的困難，在水果的選擇除了需要多樣化之外，也應注意水果的質地與組織結構，對於堅硬或纖維較長的部分都應事先處理，以增加進食安全。

常見水果類

柑橘類	瓜果類	核（仁）果類
橘子、柳丁、茂谷柑等。	西瓜、香瓜、哈密瓜、木瓜等。	蘋果、梨子、水蜜桃等。
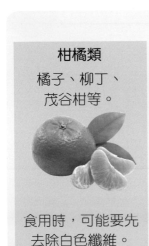		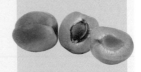
食用時，可能要先去除白色纖維。	此類水果含水量較多，進食時要注意。	食用時，要去皮去籽。

(二) 吞嚥困難飲食注意事項

　　水果食材選擇上，建議選擇軟質水果，如木瓜、香蕉等，利用工具（刀、叉等）進行切塊，調整入口大小即可。食材選擇注意事項如下：

水分含量

由於水果富含水分，攝取時要注意水果含水量，避免在進食時，經咀嚼後水果水分於口腔中噴出後導致嗆咳。因此，大多建議使用軟質且水分較少的水果，如木瓜、香蕉等，製備時要瀝乾／擦乾水分。

含籽水果

部分水果含有明顯的小果籽，如西瓜，雖然籽大小可能符合吞嚥困難飲食大小標準，但可能進食、吞嚥時，黏附於口腔壁上或氣管壁上，造成進食困難，甚至可能有嗆咳風險，需要特別小心。此外、火龍果、奇異果的果籽可能也須謹慎評估使用。

(三) 水果類處理與烹調軟化小技巧

① 加熱

　　吞嚥困難飲食之水果儘量選用當季且質地為軟質的水果，若還要進一步軟化水果質地的話，可利用「加熱」方式軟化纖維，幫助吸收，常見的水果如蘋果、梨子等，若要長期存放，則可加入糖、果膠等，製備成果醬。

② 善用烹調器具

　　吞嚥困難飲食中，水果除選用軟質水果，水果入口大小也是相當重要且需要注意的，例如一口大小、細碎等。可以利用市售的水果切割器、刻度砧板及濾網等輔助，將水果切割成適合大小，以利進食。

三 湯品與飲品

黎佩軒營養師（臺大醫院營養室）

大家常常說「沒事多喝水」，這句話足以顯示喝水的重要性。足夠的水分攝取對吞嚥困難的人來說是很重要的課題，除了因為吞嚥問題導致飲食攝取量下降，使得整體總水量攝取不足，因液體嗆咳造成攝取液體的畏懼心理，也是水分攝取不足的重要原因。為了讓吞嚥困難的人能夠安全的進食和攝取足夠的液體量，食物增稠劑是個很不錯的輔助工具。

(一) 增加滑順度的食材選擇

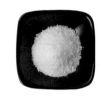

或許有人會問，一定要使用食物增稠劑嗎？小心點慢慢吃慢慢喝不就好了？但對於有吞嚥困難的人來說，食物增稠劑可以增加飲食中液體、流質的稠度，進而改善吞嚥困難的人在攝取液體食物時，因流速過快所造成的嗆咳情形。一般的食物增稠劑主要可分為天然增稠劑與市售（商業配方）增稠劑兩大類。

① 天然增稠劑

天然的增稠劑可分為澱粉類及膠類食材，常見天然增稠劑之食材選擇可參考本書的第 112、118 ～ 121 頁表格。這些澱粉類的食材若要當增稠劑使用，需經過在水中適當加熱的步驟，此原理為澱粉在水中加熱時所產生的糊化現象，而被糊化過的澱粉在冷卻後形成凝膠，則為澱粉的凝膠作用。一般常聽到用勾芡的烹調方式增加菜色的濕潤度和稠度，就是利用上述的澱粉特性達到液體增稠的目的。

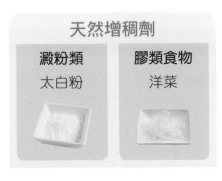

天然增稠劑

澱粉類	膠類食物
太白粉	洋菜

而使用吉利丁、寒天等天然膠類做布丁、果凍等，也是利用加熱的方式使之成凝膠狀態，冷卻後讓液體變成半固體的質地。多數天然的增稠劑在使用時都需要加熱，且花上許久時間才能冷卻成形。

▼ 常見天然增稠劑

種類	食材	特性
穀粉類	嬰兒米精、嬰兒麥精、糙米粉、五穀粉等	穀粉類以熱水沖調後，具有容易糊化變稠之特性，可與奶粉、熟黃豆粉、堅果種子粉或商業均衡配方一起沖調，增加濃稠度與營養密度。
全穀根莖類	馬鈴薯、蕃薯、山藥、芋頭、南瓜、五穀飯等	蒸熟後，其澱粉特性具黏稠性，可與其他飲品攪打均勻，口感滑順，達到增稠目的。例如：馬鈴薯濃湯、地瓜豆漿、山藥牛奶、芋頭拿鐵、南瓜濃湯、五穀米漿等。
其他澱粉	玉米粉、地瓜粉、樹薯粉（臺灣太白粉）、馬鈴薯粉（日本太白粉）、糯米粉、蓮藕粉、葛粉等	● 玉米粉：勾芡作濃湯時不會發生像太白粉隔餐產生沉澱分解的返水情形。 ● 地瓜粉：黏性強，份量多的羹類亦用它來勾芡（芡汁不透明），可以以較少的份量達到較大的效果。 ● 樹薯粉：水煮後的食物放涼之後，芡汁會變得較稀。 ● 馬鈴薯粉：濃稠性高，用量少效果佳，但價格高。 ● 葛粉：作用和玉米粉及太白粉的類似，但是玉米粉、太白粉需在較高的溫度才會使湯汁呈現濃稠狀，而葛粉則可在較低的溫度作用。

※ 資料參考來源：衛生福利部國民健康署〈延緩失能社區營養照護培訓手冊〉。

利用天然食材增稠或是成糊狀的食物，會因烹調人員、烹調方式或是添加食材的不同，使得最終成品的濃稠度有落差。此外，隨著吞嚥困難的人進食時間的拉長，使用天然粉類增稠的液體在冷卻後出水或食物和口中唾液混合後因澱粉被分解導致稠度改變，可能會造成後續進食時的誤嚥或是嗆咳。因此，在提供此類食物時，仍需多留意吞嚥困難的人的進食狀況。

② 市售（商業配方）增稠劑

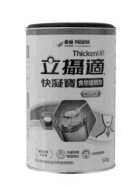

市售的增稠劑有許多品牌。相較於天然增稠劑，市售增稠劑大多不需加熱，也不需等待冷卻，即可達到液體增稠的效果，且不會因為放置時間或溫度變化而改變稠度，穩定度相對較高。使用者可依臨床指導者的建議，將液體調整成適合稠度，低度稠、中度稠、高度稠等不同的稠度狀態，方便吞嚥有困難的人快速調整需要的稠度。

本書第 114 頁表格所列之粉末添加量是以水、清湯等為參考添加量，若使用時欲將粉末加入產品說明中未提及的液體飲品，建議可以 100ml 的液體量，以 0.5 ～ 1 匙的增稠粉量漸漸往上添加做測試；反之，欲添加的液體本身若有一定的稠度，則可以

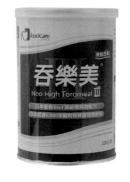

0.5 ～ 1 匙的量漸漸減少到建議的稠度。另外，提醒添加增稠粉時要攪拌均勻，並在攪拌完全後依產品說明上註明之時間靜置，待飲用液體之稠度穩定後才可飲用，飲用前，可以用針筒液體流動測試測定。

▼ 市售常見增稠品牌種類及各級別之增稠粉末添加量

市售品牌種類	濃稠度（水 100 毫升）	
	低度稠 IDDSI：Level 2	中度稠（流質） IDDSI：Level 3
（立攝適） 快凝寶	1.2 g	2.4 g
（FOODCARE） 吞樂美	1 g	1.5 g
（日清） 多樂飲 Plus	1 g	2 g
（三多） 增稠配方	1.5 g	2.5 g
（益富） 易凝素 Plus	1 g	2 g
（百仕可） 吞易佳	2 g	3 g

高度稠（糊狀） IDDSI：Level 4	成分
3.6 g	麥芽糊精、玉米糖膠
2 g	玉米糖膠、糊精、乳酸鈣、關華豆膠
3 g	糊精、玉米糖膠、葡萄糖酸鈉、羧甲基纖維素鈉、氯化鎂、刺槐豆膠
3.5 g	羧丙基磷酸二澱粉、玉米糖膠、難消化麥芽糊精
3 g	麥芽糊精、玉米糖膠、菊糖
4 g	麥芽糊精、玉米糖膠、氯化鉀

(二) 液體食物增稠準備工具

俗話說「工欲善其事，必先利其器」，料理時搭配適合的烹調工具，不僅能縮短製備的時間，且準確的秤量可協助食物質地的標準化。

食物電子秤
食材重量秤量。食譜中的食材若是以重量單位（如：公斤、公克）顯示，用電子秤秤量是最為準確的方式。

量杯、量匙
液體及粉狀測量。食譜中食材若是以容積單位（如：公升、毫升）顯示，則可以用量杯、量匙測量，提醒用量匙測量時，不論是液體或是粉末，所需測量的內容物，皆是以「平匙」為標準測量的。

打蛋器（小）
用來攪拌混合的工具，可使食材的質地更加均勻，提升口感的美味。

濾網篩（小）
攪打完的液體可以利用濾網篩過濾，確保食材有攪打完全，也讓過篩後的液體質地更為細緻。

(三) 液體食物增稠步驟

1 秤量
先確認需要的稠度和液體量，秤量需要的增稠劑量和液體量。

2 攪拌
依使用說明決定液體是否需要加熱，將增稠劑和液體持續攪拌 30 ～ 60 秒，使之均勻混合。

※ 建議先加粉，再加液體，這樣粉較不會結塊，較容易攪拌均勻。

3 靜置
攪拌均勻後靜置 3 ～ 5 分鐘，確認稠度穩定後再飲用。

※ 液體特性不同，所需靜置時間略有不同。

☰ 甜點

姜智馨 營養師（臺大醫院營養室）

為了使吞嚥困難者進食較易入口且好吞之甜點，可添加澱粉類製作點心，增加食物內聚性與濃稠度，提供吞嚥困難患者適當的食物質地。以下提供不同 IDDSI 等級之食物製備技巧、食材選擇、前處理與烹調。

(一) 增加滑順度的食材選擇

① 利用天然食材特性

地瓜、山藥、芋頭、馬鈴薯和南瓜，其澱粉特性具有增稠的效果，適合與其他食材或飲品一同製作成口感滑順的點心。由 2013 ～ 2016 年國民營養健康狀況變遷調查結果發現，國人從飲食中攝取的膳食纖維量攝取量均低於建議攝取量 25 ～ 35 公克。而這些天然全穀雜糧類食材富含膳食纖維，製作成點心除了可增加主食類食物的攝取外，也可增加膳食纖維攝取量。

② 添加其他澱粉類

市售常見的澱粉每一種的成分皆取自於不同的原料，可運用在不同的烹調變化做選擇，例如製作甜點，可以調整食物適口的軟度及滑順度，製作成易入口又好吞嚥的美味點心（詳見第 118 ～ 119 頁）。

③ 天然增稠劑使用

為了使吞嚥困難患者攝取到含較多水分之食材或液體點心，可使用天然增稠劑達到滑順且好吞之質地（詳見第 120 頁）。

(二) 提高熱量

　　因咀嚼或吞嚥困難的問題，使得這些患者容易因攝取不足而有營養不均衡的情形發生，尤其是需牙口咀嚼的肉類食物或是高纖維的蔬果，會造成蛋白質或膳食纖維攝取不足，導致患者出現體重下降或便秘等問題。

製作點心時可使用天然增稠劑（例如：玉米粉、吉利丁、寒天粉）或市售增稠劑（例如：快凝寶、吞樂美）或含酵素塑型劑（例如：食倍樂），讓吞嚥困難患者可以少量多餐方式漸進式增加攝取量。	製作點心時，以鮮奶、豆漿或鮮奶油當作主要液體來源，減少使用白開水，以增加蛋白質和油脂的攝取，如奶昔、奶酪、鮮奶布丁、豆漿豆花等。

(三) 色香味搭配

　　以往製作點心通常是將食材剁碎或用食物調理機攪拌，最常見的是混合成一杯奶昔或精力濃湯供應，雖然食材豐富均衡，但因食物混合在一起，無法嚐出不同風味，且變化性少，若長期供應，患者容易會有厭倦感，進而減少進食量。

　　建議食材需各別料理和盛裝，避免食材味道相互混合，並且選擇顏色鮮豔的食材（如：甜菜根、紫山藥、南瓜等），做巧妙的搭配，視覺的吸引也會達到增進攝取量的效果。

▼ 市面上常見澱粉之成分與特性之比較

澱粉名稱	成分	特性
玉米粉	玉米澱粉	勾芡不容易因冷卻而改變濃度，但烹調過程中如過度攪拌和加熱，有可能改變結構，減弱濃稠度。 ※ 玉米粉遇熱會瞬間結塊，難以攪散，使用時需先以冷水混合，之後再加入烹調。

澱粉名稱	成分	特性
地瓜粉 （番薯粉）	地瓜製成，顆粒有粗有細。	支鏈澱粉含量較高，具備黏稠特性，勾芡時不易離水。
糯米粉	市售糯米粉，如非特別註明，是生糯米粉。	糯米粉的黏度較在來米粉和蓬萊米粉高，製作的食物成品黏性、彈性也高，可用來製作芝麻糊等點心。 ※ 熟糯米粉則是用長糯米加熱至熟、再磨成粉，吸水性跟黏性都更強。
樹薯粉 （木薯粉）	樹薯塊根磨製而成，木薯種植容易且產量大，價格較為便宜，台灣太白粉成分多為樹薯粉。	水煮後的食物冷卻後，芡汁會變得較稀。
蓮藕粉	10斤以上的蓮藕才能洗出1斤藕粉，製作耗時又費工，價格也因此較高。	澱粉性狀與馬鈴薯粉較近，加熱至64℃時分子吸水膨脹，逐漸變濃稠，當溫度達到90℃時會變成透明膠狀。 ※ 蓮藕粉大多以沖泡飲用，泡起來會成淡紅色的果凍狀，稠稠的如燕窩！
日式太白粉	或稱片栗粉，原料為馬鈴薯澱粉。	用來勾芡湯頭，調出滑順濃稠口感，食物冷卻後會變稀、容易出水。 ※ 使用太白粉勾芡時，需使用冷水，否則會凝結成塊而無法攪拌均勻。
葛粉	葛根粉，是從一種名為「葛」的豆科植物根部取出的澱粉。	葛粉在較低的溫度作用，放涼後不曾有離水現象，適合用於冷料理中。 ※ 常被用來製作口感Q彈的果凍、涼粉條（又稱葛粉條）。

▼ 常見增稠劑之成分與特性之比較

名稱	成分	使用方法
吉利丁	從動物（牛、豬或魚）皮或軟骨等結締組織中提煉的膠質，又稱作動物膠、明膠，屬葷食，帶有少許的腥味。吉利丁片呈現半透明黃色片狀，一片約重 2.5g。	吉利丁片剪成小片放入冰水中浸泡約 5 分鐘，待軟化後取出，將水擠乾，加入加熱過之液體攪拌均勻、直到溶解後，靜置冷卻。
吉利丁粉	粉末狀的吉利丁，是半透明的黃色粉末。1 片吉利丁 = 2.5 公克的吉利丁粉。	將吉利丁粉倒入 3 倍量的冷開水中浸泡約 5 分鐘，靜置、不攪拌，使其吸水膨脹。粉末膨脹後開始攪拌，與冷水混合均勻，再加入要凝結的溶液，以中小火加熱，一邊攪拌直到完全溶解。
吉利T	從珊瑚藻、麒麟菜等紅藻中萃取海藻膠體，經過加工、調配比例製成白色的植物性粉末，屬於混合類植物性膠質。	為了避免遇水結塊，使用前先和砂糖混合均勻，再加入冷的液體中，以小火加熱至 80℃以上，完全融化即可。
洋菜	由龍鬚菜、石花菜等紅藻經過熱水抽出所製成，又稱植物性吉利丁，分成條狀與粉末狀兩種。	加熱至80～90℃以上才會溶化。 ● 洋菜條：剪小段，泡入冷水中約 1～2 小時，軟化後瀝乾，加入冷液體中，以小火煮至完全溶解，冷卻成型。 ● 洋菜粉：與砂糖先混合均勻，再加入冷液體中，煮至均勻溶解，冷卻成型。
寒天	藻類的細胞壁萃取出，富含植物性纖維，也富含許多營養，價格較貴。	常見的寒天製品是寒天條與寒天粉，不需泡水直接使用，溶於70～80℃熱水。

凝結溫度	特性
恢復至常溫後即可分裝至容器中，放置冰箱冷藏凝固。	• 加入吉利丁片時，液體的溫度不宜太高（約 50 ～ 60℃左右），否則凝結度會降低。 • 加入吉利丁的食材冷卻後有滑嫩感，且25℃以上即會融化，具「入口即化」的口感，適用於慕斯、乳酪蛋糕或奶酪等甜點。
恢復至常溫後，即可分裝至容器中，放置冰箱冷藏凝固。	• 吉利丁粉的融化溫度約在 40 ～ 80℃，溫度太高成份會被破壞，會無法凝固。 • 用法和吉利丁片相同，多用於奶酪和免烤乳酪蛋糕等。
於室溫下會凝結成凍狀。	口感介於吉利丁粉和洋菜粉之間，外層微脆、內裡 Q 彈滑嫩，適合用於製作果凍，也叫作果凍粉。
洋菜冷卻至 40℃以下就會開始形成凍狀，因此製作的成品可以存放於室溫下不會溶解。	洋菜一般多用來製作果凍、咖啡凍甜點，成品的彈性差、Q度低，且口感脆脆的、硬度高，不建議用來取代吉利丁。
在常溫室內就能凝結。	寒天的吸水性和凝固力高，使用量少，多用於凍類點心，如羊羹、果凍或涼糕等。

PART 4

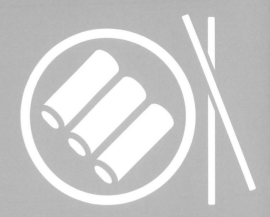

健康廚房
吞嚥無障礙的食譜示範篇

國際吞嚥困難飲食（IDDSI），包括食物與飲品，共有 8 等級。每個等級對於食物質地（大小、硬度、內聚性、黏附性、稠度）有不同的標準。烹調到恰到好的質地，可提供病人安全的進食；多樣化食材運用，提供充足的營養素；色香味俱全，讓人食慾大增，提高營養補給；創意時尚裝盤，增加用餐樂趣，及提升健康的生活品質。

｛ 米飯 ｝

柳宗文營養師（臺大醫院營養室）

　　全穀類搭配根莖類食材，除了可增加食譜變化度外，還可利用食材的獨特顏色來增加食慾與口感。使用根莖類食材可切小塊、刨絲，並蒸煮等方式，來提升食材軟度。

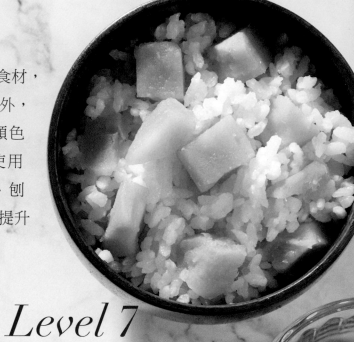

Level 7

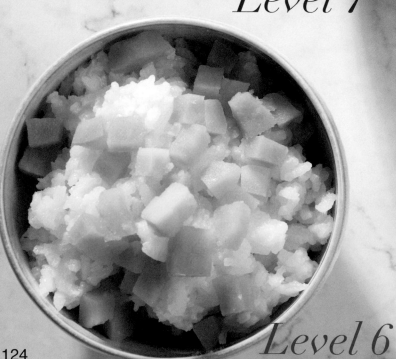

Level 6

地瓜飯（1 人份） Level 7

材料
小地瓜 ⋯⋯⋯⋯⋯⋯⋯⋯⋯⋯⋯⋯⋯⋯⋯⋯⋯ 1 條（約 55 公克）
白米 ⋯⋯⋯⋯⋯⋯⋯⋯⋯⋯⋯⋯⋯⋯⋯⋯⋯⋯⋯⋯ 40 公克

做法
1 地瓜洗淨，去皮，切成小丁（或刨成絲）；白米洗淨，放入容器中，倒入水（白米：水 =1：1 ～ 1.5）。

2 放入地瓜丁（或地瓜絲），移入電鍋中（外鍋水 1 杯），煮成地瓜飯。

》》營養成分分析（每一人份）

蛋白質 （公克）	脂質 （公克）	碳水化合物 （公克）	熱量 （大卡）
3	0	46	196

地瓜軟飯（1 人份） Level 6

材料
小地瓜 ⋯⋯⋯⋯⋯⋯⋯⋯⋯⋯⋯⋯⋯⋯⋯⋯⋯ 1 條（約 55 克）
白米 ⋯⋯⋯⋯⋯⋯⋯⋯⋯⋯⋯⋯⋯⋯⋯⋯⋯⋯⋯⋯ 40 公克

做法
1 白米洗淨，放入容器中；地瓜洗淨，去皮，切小細條或丁（1.5×1.5cm）。

2 加入水（白米：水 =1：2 ～ 2.5）、地瓜條，放入電鍋中（外鍋水 1 杯），煮成地瓜軟飯。

》》營養成分分析（每一人份）

蛋白質 （公克）	脂質 （公克）	碳水化合物 （公克）	熱量 （大卡）
3	0	46	196

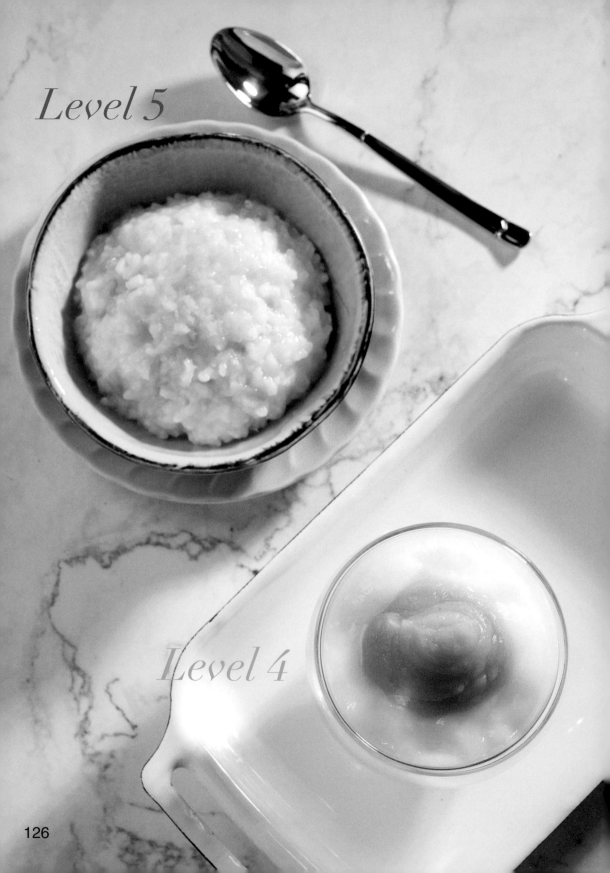

Level 5

Level 4

地瓜稠稀飯（1 人份） Level 5

材料
小地瓜 ………………………………………… 1 條（約 55 公克）
白米 ……………………………………………… 40 公克

做法
1 白米洗淨，放入容器中；地瓜洗淨，去皮，切小碎（0.4×0.4cm）。
2 加入水（白米：水 =1：5 ～ 6）、碎地瓜小丁，放入電鍋中（外鍋水 1 杯），煮成地瓜稠稀飯。

》》營養成分分析（每一人份）

蛋白質 （公克）	脂質 （公克）	碳水化合物 （公克）	熱量 （大卡）
3	0	46	196

地瓜米凍（1 人份） Level 4

材料
小地瓜 ………………………………………… 1 條（約 55 公克）
稠稀飯 …………………………………………… 250 公克
含酵素塑型劑 …………………………………… 約 1.5%

做法
1 地瓜洗淨，去皮，切成小細條，蒸熟，備用。
2 將蒸熟地瓜、稠稀飯放入食物調理機後，加入含酵素塑型劑（食倍樂），並攪打 1 分鐘以上（食倍樂添加量，可依據食材水分及重量調整，添加量約全體重量的 1% ～ 2%）。
3 取一鍋，將做法 2 移至鍋中，加熱，並同時拌均勻至全食物溫度達 80℃以上。
4 取一容器，將做法 3 倒入，溫度降至 60 ～ 70℃時，開始果凍化。

》》營養成分分析（每一人份）

蛋白質 （公克）	脂質 （公克）	碳水化合物 （公克）	熱量 （大卡）
3	0	46	196

{ 麵食 }

葉宜玲營養師（臺大醫院營養室）

　　麵食文化相傳已久，利用不同筋度的麵粉製作而成的麵製品，口感多變化，充分利用其特性，也可應用於成品的外觀變化上，在增加菜餚變化度上是不錯的選擇。隨著加工技術的進步，不同的原料來源衍生出多種不同型態的麵體，如：油麵、義大利麵、紅麵線、米線等，利用食材的獨特性，將其充分利用於菜單設計上，不但可增加豐富度，也可促進使用者的食慾。

金沙馬鈴薯麵疙瘩（3 人份）`Level 7`

材料

麵團

蒸熟馬鈴薯泥	200 公克
秋葵（嫩）	1 支
高筋麵粉	110 公克
鹽	1 小匙
白胡椒粉	1 小匙
起司粉	適量

金沙醬

奶油	5 公克
蒜末	5 公克
鹹蛋黃	3 顆
全脂牛奶	100 c.c.

▸▸▸ 小叮嚀

● 由於高筋麵粉中，蛋白質含量介於 11.5 ～ 13.5% 左右，加水攪拌後會有出筋的現象，延展性、韌性及黏性大，成品具有彈性，咀嚼起來富有嚼勁口感明顯，加入馬鈴薯可使麵體較柔軟，適用於 `Level 7` 的麵團製作，而 `Level 6` 以下，建議選用低筋麵粉較適宜。

● 麵團材料中，起司粉是增添風味用，可省略不加。

做法

1 秋葵洗淨，放入沸水中燙熟、煮軟，撈起、切片，備用。

2 高筋麵粉過篩，加入鹽、白胡椒粉及起司粉混合均勻，加入冷卻的馬鈴薯泥，充分揉捏均勻呈麵團狀。

3 將麵團放置於平面，揉捏成長條狀（約大拇指寬），以刮板每 1 ～ 1.5 公分切一刀，製作成小麵團。

4 以叉子按壓小麵團，製作出條紋造型的麵疙瘩（約可製作出 45 ～ 50 個麵疙瘩）。

5 將麵疙瘩放入煮沸的滾水中，待煮至熟透浮出水面，撈起。

6 熱鍋，放入奶油加熱，加入蒜末炒香，放入鹹蛋黃（一邊將鹹蛋黃壓碎一邊翻炒），以小火慢炒至蛋液表面冒大泡泡。

7 加入牛奶、煮熟的麵疙瘩翻炒均勻，最後加入秋葵拌炒，即成。

》》營養成分分析（每一人份）

蛋白質（公克）	脂質（公克）	碳水化合物（公克）	熱量（大卡）
13	10	45	320

吞嚥無障礙的食譜示範篇——麵食

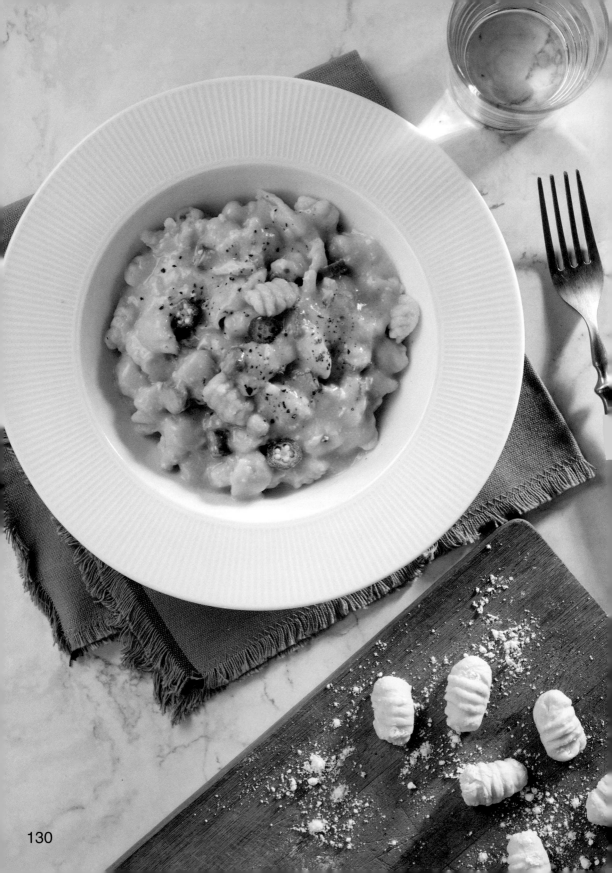

金沙馬鈴薯麵疙瘩（3 人份）Level 6

材料

麵團

蒸熟馬鈴薯泥	200 公克
秋葵（嫩）	1 支
中或低筋麵粉	110 公克
鹽	1 小匙
白胡椒粉	1 小匙
起司粉	適量

金沙醬

奶油	5 公克
蒜末	5 公克
鹹蛋黃	3 顆
全脂牛奶	100 c.c.

▶▶▶ 小叮嚀

● Level 6 以下，建議選用或中低筋麵粉較適宜。

做法

1 前置備步驟與 Level 7 做法 1 ～ 2 相同。

2 將麵團放置於平面，揉捏成長條狀（約大拇指寬），以刮板每 1 ～ 1.5 公分切一刀，製作成小麵團。

3 以叉子按壓小麵團，製作出條紋造型的麵疙瘩（約可製作出 45 ～ 50 個麵疙瘩）。

4 將麵疙瘩放入煮沸的滾水中，待煮至熟透浮出水面，撈起。

5 熱鍋，放入奶油加熱，加入蒜末炒香，放入鹹蛋黃（一邊將鹹蛋黃壓碎一邊翻炒），以小火慢炒至蛋液表面冒大泡泡。

6 加入牛奶、煮熟的麵疙瘩翻炒均勻，最後加入秋葵拌炒，即成。

》》營養成分分析（每一人份）

蛋白質 （公克）	脂質 （公克）	碳水化合物 （公克）	熱量 （大卡）
12	10	45	320

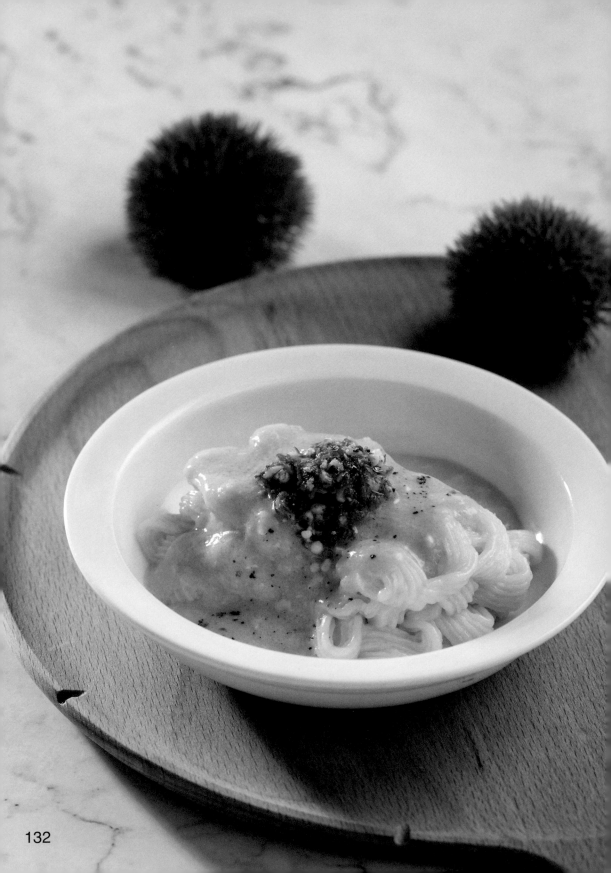

金沙馬鈴薯麵疙瘩（3 人份） Level 5

材料

麵團

蒸熟馬鈴薯泥	200 公克
秋葵	1 支
低筋麵粉	110 公克
鹽	1 小匙
白胡椒粉	1 小匙
起司粉	適量
含酵素塑型劑	2%

金沙醬

奶油	5 公克
蒜泥	5 公克
鹹蛋黃	3 顆
全脂牛奶	100 c.c.

▶▶▶ 小叮嚀

● 步驟中，以叉子按壓小麵團，製作出條紋造型的麵疙瘩，可隨個人喜好製作造型。

做法

1 前置備步驟與 Level 7 做法 1～2 相同；但鹹蛋黃切丁、秋葵去籽，切細碎，備用。

2 將麵團放置於平面，揉捏成長條狀（約大拇指寬），以刮板每 1 公分切一刀，以大拇指按壓小麵團，製作出圓扁形的麵疙瘩。

3 以叉子按壓小麵團，製作出條紋造型的麵疙瘩。

4 將麵疙瘩放入煮沸的滾水中，待煮至熟透浮出水面，撈起。

5 將馬鈴薯麵疙瘩以食物調理機攪打成細泥，並趁熱（＞70 ℃）加入商業含酵素塑型劑（如：食倍樂）2%，攪打均勻。

6 熱鍋，放入奶油加熱，加入蒜泥炒香，放入鹹蛋黃（一邊將鹹蛋黃壓碎一邊翻炒），以小火慢炒至蛋液表面冒大泡泡時，加入牛奶翻炒均勻，起鍋。

7 取盤子，將馬鈴薯泥放入塑膠袋中，再將塑膠袋底部剪一缺角，擠出薯泥，淋上金莎醬、擺盤裝飾，即成。

》》營養成分分析（每一人份）

蛋白質 （公克）	脂質 （公克）	碳水化合物 （公克）	熱量 （大卡）
11	10	46	320

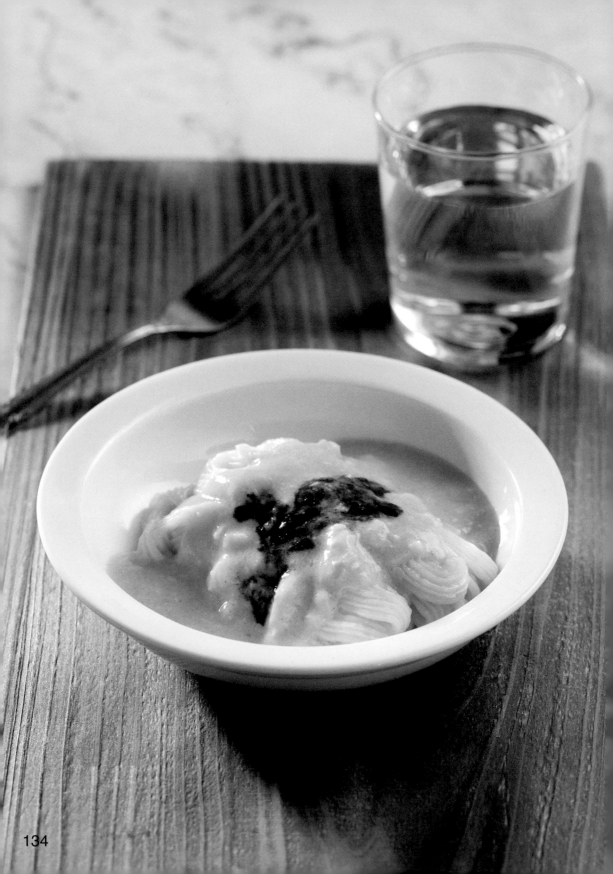

金沙馬鈴薯麵（3人份） Level 4

材料

麵團

蒸熟馬鈴薯泥	200公克
秋葵	1支
低筋麵粉	110公克
鹽	1小匙
白胡椒粉	1小匙
起司粉	適量
含酵素塑型劑	2%

金沙醬

奶油	5公克
香蒜粉	5公克
鹹蛋黃	3顆
全脂牛奶	100 c.c.

▶▶▶ 小叮嚀

● 因 Level 4 食物呈現細泥狀，建議可搭配蔬菜章節，選擇對應的級別裝飾，分開製作，以免影響整體顏色。

做法

1 前置備步驟與 Level 7 做法1～2相同；再加上鹹蛋黃切丁、秋葵打成泥狀，備用。

2 麵團製備與 Level 5 做法2相同。

3 以大拇指按壓小麵團，製作出圓扁造型的麵疙瘩。

4 將麵疙瘩放入煮沸的滾水中，待煮至熟透浮出水面，撈起，備用。

5 熱鍋，放入奶油，待奶油溶化後，加入香蒜粉、鹹蛋黃（一邊將鹹蛋黃壓碎一邊翻炒），以小火慢炒至蛋液表面冒大泡泡，加入牛奶拌勻，起鍋。

6 馬鈴薯麵疙瘩之麵泥與裝飾和 Level 5 做法6～8相同。

》》營養成分分析（每一人份）

蛋白質 （公克）	脂質 （公克）	碳水化合物 （公克）	熱量 （大卡）
11	10	46	320

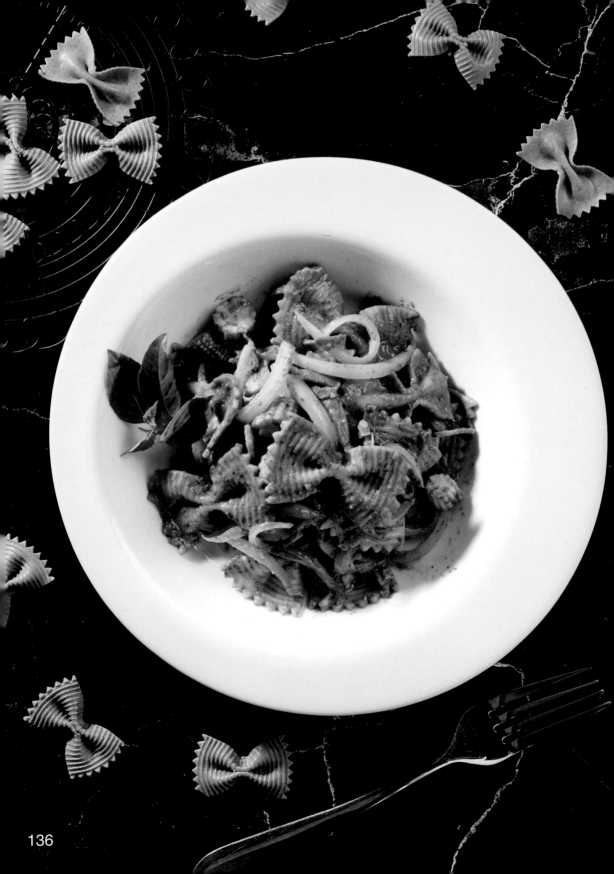

培根青醬蝴蝶麵（3 人份）　Level 7

材料

義大利蝴蝶麵	160 公克
培根	160 公克
洋蔥	80 公克
蘑菇	80 公克
玉米筍	30 公克
奶油	5 公克
帕馬森起司粉	5 公克

青醬材料

九層塔	20 公克
松子	15 公克
蒜瓣	5 公克
起司粉	15 公克
橄欖油	25 公克

調味料

鹽	1 公克
黑胡椒	1/4 茶匙

做法

1 將培根切絲、洋蔥切絲、蘑菇切片、玉米筍切段，備用。

2 煮一鍋沸水，加入少許的鹽，放入蝴蝶麵煮軟約 10 分鐘，撈出、瀝乾水分；玉米筍燙軟，備用。

3 熱鍋，加入奶油、培根炒香後，放入洋蔥絲爆香，續入蘑菇、玉米筍炒軟，加入鹽、黑胡椒調味，放入青醬，以小火煮滾。

4 放入煮熟的蝴蝶麵拌勻；熄火，起鍋前撒上起司粉，即成。

【青醬】

1 將九層塔、松子、蒜瓣、起司粉及橄欖油放入調理機中攪打均勻，即成青醬。

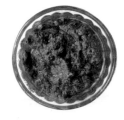

》》營養成分分析（每一人份）

蛋白質 （公克）	脂質 （公克）	碳水化合物 （公克）	熱量 （大卡）
20	33	43	550

▶▶▶ 小叮嚀

● 盛盤後，可再淋上一小匙特級橄欖油，可增添風味，也能提升料理的熱量。

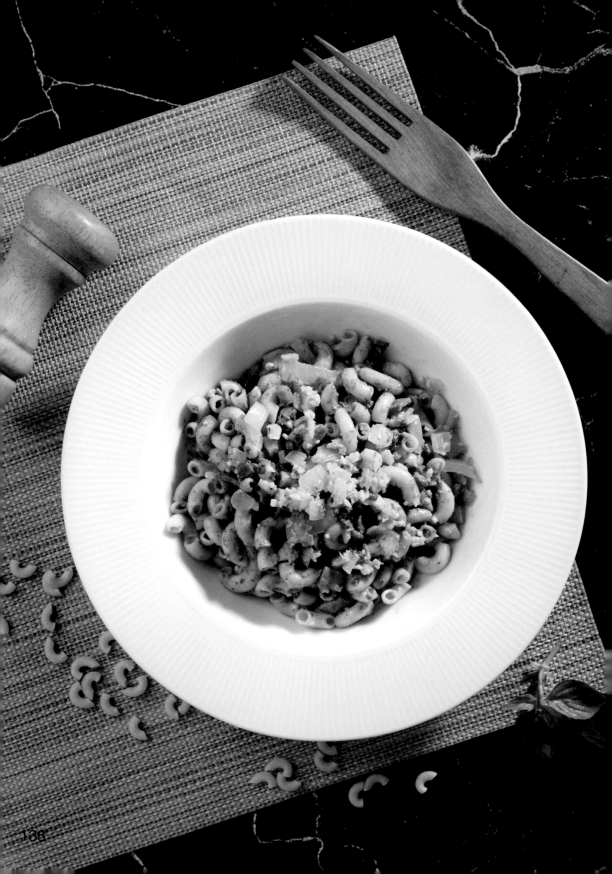

培根青醬彎管麵（3 人份） Level 6

材料
義大利彎管麵	160 公克
培根	160 公克
洋蔥	80 公克
蘑菇	80 公克
奶油	5 公克
帕馬森起司粉	5 公克

青醬材料
九層塔	20 公克
松子	15 公克
蒜瓣	5 公克
起司粉	15 公克
橄欖油	25 公克

調味料
鹽	1 公克
黑胡椒	1/4 茶匙

做法

1 製作青醬與 Level 7【青醬】做法相同。將培根切絲、洋蔥切絲、蘑菇切小片，備用（長度控制在 1.5 公分內）。

2 煮一鍋沸水，加入少許的鹽，放入彎管麵煮軟約 10 分鐘，撈出、瀝乾水分。

3 熱鍋，加入奶油、培根炒香後，放入洋蔥絲爆香，續入蘑菇片，炒軟。

4 加入鹽、黑胡椒調味，再放入青醬，以小火煮滾，加入煮熟的彎管麵拌勻；熄火，起鍋前撒上起司粉，即成。

》》營養成分分析（每一人份）

蛋白質 （公克）	脂質 （公克）	碳水化合物 （公克）	熱量 （大卡）
20	33	43	550

▶▶▶ 小叮嚀

● 市面上義大利麵有許多種造型與規格，備餐者可視需求挑選不同大小的義大利麵，以節省許多前處理（如：截短、切碎）的時間。

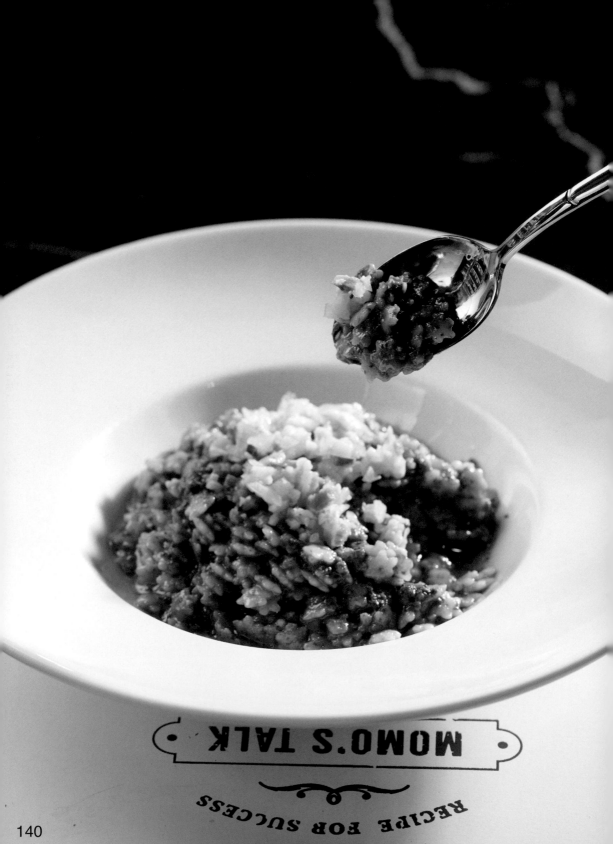

培根青醬星星麵（3 人份） `Level 5`

材料
義大利星星麵 ································· 160 公克
培根 ··· 160 公克
洋蔥 ··· 80 公克
蘑菇 ··· 80 公克
奶油 ·· 5 公克
帕馬森起司粉 ··································· 5 公克

青醬
九層塔 ·················· 20 公克
松子 ···················· 15 公克
蒜瓣 ····················· 5 公克
起司粉 ·················· 15 公克
橄欖油 ·················· 25 公克

調味料
鹽 ····················· 1 公克
黑胡椒 ··············· 1/4 茶匙

做法

1 青醬製作與 `Level 7`【青醬】做法相同；將洋蔥、培根、蘑菇分別切末，備用。

2 煮一鍋沸水，加入少許的鹽，放入星星麵煮軟約3～5分鐘，撈出、瀝乾水分。

3 熱鍋，加入奶油、培根丁炒香後，放入洋蔥丁爆香，續入蘑菇末、玉米筍丁炒軟，加入鹽、黑胡椒調味。

4 加入青醬，以小火煮滾，放入煮熟的星星麵拌勻；熄火，起鍋前撒上起司粉，即成。

》》營養成分分析（每一人份）

蛋白質 （公克）	脂質 （公克）	碳水化合物 （公克）	熱量 （大卡）
20	33	43	550

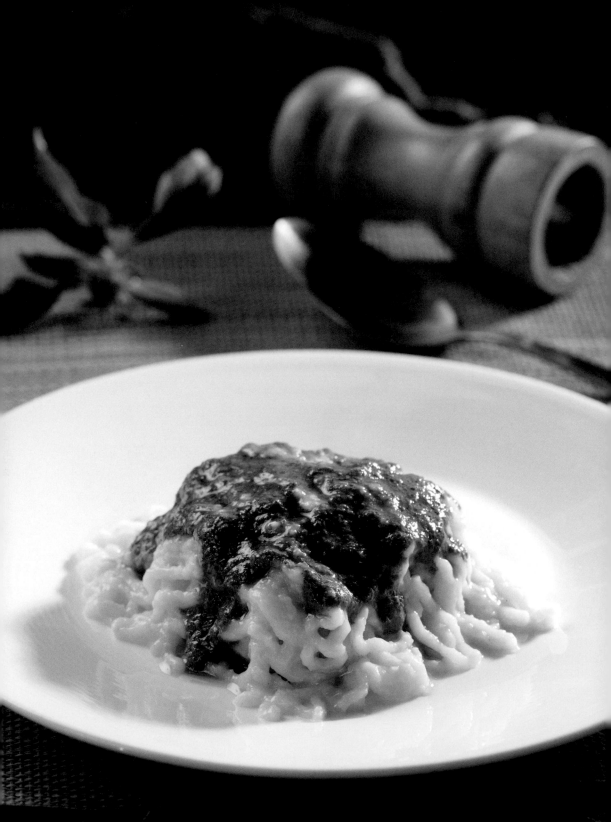

培根青醬義大利麵 (3人份) Level 4

材料

義大利珍珠麵	160 公克
培根	160 公克
洋蔥末	80 公克
鹽	1 公克
白胡椒	1/4 茶匙
奶油	5 公克
帕馬森起司粉	5 公克
含酵素塑型劑	2%

青醬材料

九層塔	20 公克
松子	15 公克
蒜瓣	5 公克
起司粉	15 公克
橄欖油	25 公克

調味料

鹽	1 公克
白胡椒	1/4 茶匙

做法

1 青醬製作與 Level 7【青醬】做法相同；培根切丁和洋蔥末放入調理機中，攪打成泥狀，備用。

2 煮一鍋沸水，加入少許的鹽，放入義大利麵煮約3～5分鐘，撈出、瀝乾水分，備用。

3 熱鍋，加入奶油、培根洋蔥泥炒香後，加入鹽、白胡椒調味，放入青醬，以小火煮滾。

4 將煮熟的義大利麵以食物調理機攪打成細泥，並趁熱（> 70 ℃）加入商業含酵素塑型劑（如：食倍樂）2%，攪打均勻。

5 取盤子，將麵泥放入塑膠袋中，塑膠袋底部剪一缺角，以來回畫線的方式擠出麵泥，製成麵條狀。

6 擺盤裝飾，最後撒上起司粉，淋上炒香的做法3，即成。

》》營養成分分析（每一人份）

蛋白質 （公克）	脂質 （公克）	碳水化合物 （公克）	熱量 （大卡）
19	33	43	545

▶▶▶ 小叮嚀

● 因 Level 4 食物呈現細泥狀，建議可搭配蔬菜章節，選擇對應的級別裝飾，分開製作，以免影響整體顏色。

古早味麵線糊 （3 人份） Level 7 Level 6

材料

紅麵線	200 公克
紅蔥頭	15 公克
蒜瓣	10 公克
蝦米	10 公克
高湯	2000 c.c.
蓮藕粉	10 公克
油	1 大匙

調味料

米酒	1 大匙
鹽	1 茶匙
糖	1 茶匙
白胡椒粉	1 小匙
醬油	1 大匙

▶▶▶ 小叮嚀

● 麵線糊屬於主食類，用餐時記得搭配豆魚蛋肉類章節的主菜料理，蛋白質攝取量才會充足喔。

● 以蓮藕粉水勾芡時，需先熄火後再放入料理中，以避免勾芡效果不佳。

Level 6

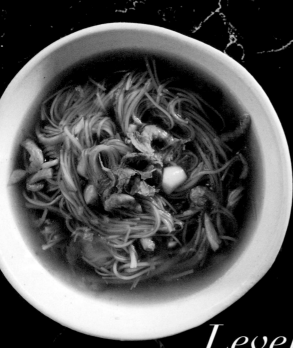

Level 7

Level 7 做法

1 將紅麵線預先剪短（約 15 ～ 20 公分），放入沸水中汆燙（約 5 分鐘），撈出，泡入冷開水中抓洗後，撈出，瀝乾水分，備用。

2 蝦米洗淨；紅蔥頭、蒜瓣切末，備用。

3 起油鍋，放入紅蔥頭、蒜末炒香，再放入蝦米乾焗（至食材呈現金黃色），放入米酒、高湯煮滾；過濾去除食物渣，再繼續加熱。

4 放入紅麵線拌勻，加入鹽、糖、白胡椒粉、醬油調味，熄火，以蓮藕粉水（蓮藕粉＋少許水拌勻）勾芡至濃稠，即成。

》》營養成分分析（每一人份）

蛋白質 （公克）	脂質 （公克）	碳水化合物 （公克）	熱量 （大卡）
13	9	61	380

Level 6 做法

1 將紅麵線預先剪短（約 1.5 公分），放入沸水中汆燙（約 5 分鐘），撈出，泡入冷開水中抓洗後，撈出，瀝乾水分，備用。

2 蝦米洗淨；紅蔥頭、蒜瓣分別切末，備用。

3 起油鍋，放入紅蔥頭、蒜末炒香，再加入蝦米乾焗（至食材呈現金黃色），放入米酒、高湯煮滾；過濾去除食物渣，再繼續加熱。

4 放入紅麵線拌勻，加入鹽、糖、白胡椒粉、醬油調味，熄火，以蓮藕粉水（蓮藕粉＋少許水拌勻）勾芡至濃稠，即成。

》》營養成分分析（每一人份）

蛋白質 （公克）	脂質 （公克）	碳水化合物 （公克）	熱量 （大卡）
13	9	61	380

古早味麵線糊（3 人份）Level 5　Level 4

材料

紅麵線	200 公克
紅蔥頭末	15 公克
蒜末	10 公克
蝦米	10 公克
高湯	2000 c.c.
蓮藕粉	10 公克
油	1 大匙

調味料

米酒	1 大匙
鹽	1 茶匙
糖	1 茶匙
白胡椒粉	1 小匙
醬油	1 大匙

▶▶▶ 小叮嚀

● 由於每個人對液體濃稠度適應性不同，此道料理在 Level 5、Level 4 製作上，建議麵線與湯汁分開製作。

● Level 4 的材料要增加含酵素塑型劑 2%。

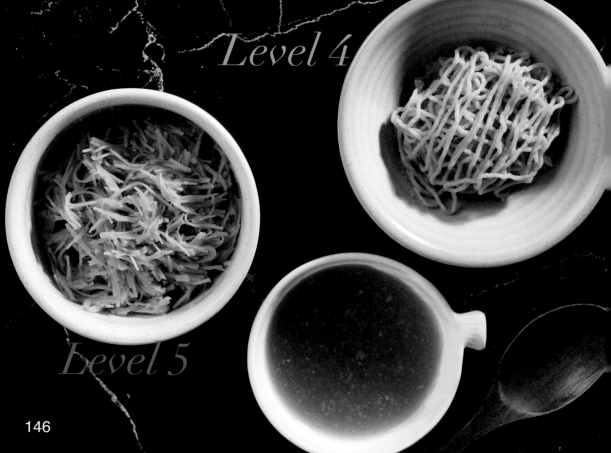

<table>
<tr><td rowspan="6">Level 5 做法</td><td>1 將紅麵線預先剪短（約 15 ～ 20 公分），放入沸水中汆燙 （約 5 分鐘），撈出，泡入冷開水中抓洗後，撈出，瀝乾水分，備用。</td></tr>
</table>

Level 5 做法

1 將紅麵線預先剪短（約 15 ～ 20 公分），放入沸水中汆燙 （約 5 分鐘），撈出，泡入冷開水中抓洗後，撈出，瀝乾水分，備用。

2 蝦米洗淨，以調理機打碎，備用。

3 起油鍋，放入紅蔥頭末、蒜末炒香，再放入蝦米拌炒（至食材呈現金黃色），放入米酒、高湯煮滾。

4 加入鹽、糖、白胡椒粉、醬油調味，熄火，以蓮藕粉水（蓮藕粉＋少許水拌勻）勾芡至濃稠。

5 將冷卻後的紅麵線以食物剪刀剪碎（約 1.5 公分）。

6 此道的麵點搭配做法 4 即可食用（湯品的濃稠度需依個人吞嚥功能狀態做調整）。

》》營養成分分析（每一人份）

蛋白質（公克）	脂質（公克）	碳水化合物（公克）	熱量（大卡）
13	9	61	380

Level 4 做法

1 前置備步驟與 Level 5 做法 1 ～ 2 相同。

2 起油鍋，放入紅蔥頭末、蒜末碎炒香，再放入蝦米乾煸（至食材呈現金黃色），放入米酒、高湯煮滾熄火後以篩網過濾湯汁，去除顆粒食材。

3 過濾後的湯汁加入鹽、糖、白胡椒粉、醬油調味，熄火，以蓮藕粉水（蓮藕粉＋少許水拌勻）勾芡至濃稠。

4 將冷卻後的紅麵線以食物調理機攪打成細泥，並趁熱（＞70 ℃）加入商業含酵素塑型劑（如：食倍樂） 2%，攪打均勻。

5 取盤子，將紅麵線泥放入塑膠袋中，塑膠袋底部剪一缺角，以來回畫線的方式擠出麵泥，製成麵條狀。

6 此道的麵點搭配做法 3 即可食用（湯品的濃稠度需依個人吞嚥功能狀態做調整）。

》》營養成分分析（每一人份）

蛋白質（公克）	脂質（公克）	碳水化合物（公克）	熱量（大卡）
13	9	61	380

娘惹風味米線 (2 人份) Level 7 Level 6 Level 5 Level 4

材料				
米線	60 公克	傳統豆腐	80 公克
紅蘿蔔	30 公克	薑末	15 公克
紅蔥頭末	15 公克	蒜末	15 公克
辣椒末（去籽）	5 公克	九層塔	2～3 葉
油	1 大匙		

調味料

椰奶	120 c.c.	咖哩粉	5 公克
沙茶醬	1 茶匙	魚露	1 大匙
糖	1 茶匙	檸檬汁	1 大匙

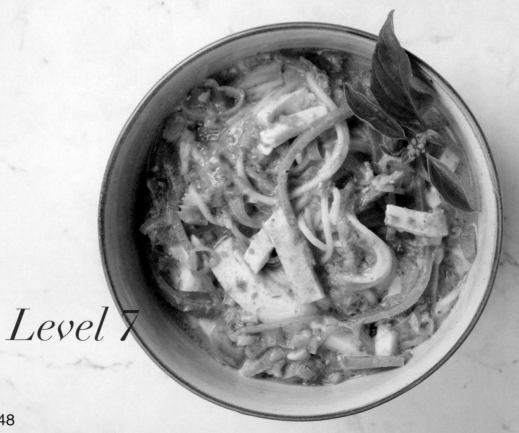

Level 7

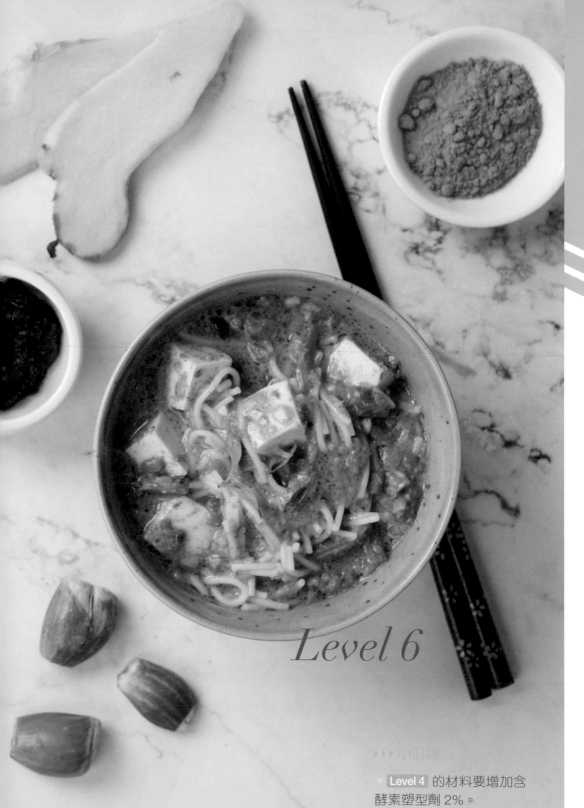

Level 6

▸▸▸ 小叮嚀

● Level 4 的材料要增加含
酵素塑型劑 2%。

1 將米線放入冷水浸泡約 10 分鐘軟化，撈起、瀝乾水分，備用。

2 準備一鍋水煮沸，放入軟化的米線煮約 3～5 分鐘（米線會由透明轉變成白色的麵體），撈起，並以冷水（或冰水）冷卻，備用。

3 豆腐切小塊、紅蘿蔔切片，備用。

4 起油鍋，依序加入嫩薑末、紅蔥頭末、蒜末、辣椒末炒香，加入咖哩粉、沙茶醬拌炒均勻。

5 依序加入椰奶、豆腐、紅蘿蔔絲，以小火煮滾，放入魚露、糖調味。

6 最後加入米線拌炒均勻，起鍋前淋上檸檬汁、放上九層塔葉裝飾，即成。

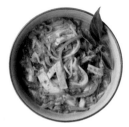

》》營養成分分析（每一人份）

蛋白質（公克）	脂質（公克）	碳水化合物（公克）	熱量（大卡）
6	12	44	310

1 將米線剪成小段（約 1.5 公分），放入冷水浸泡約 10 分鐘軟化，撈起、瀝乾水分，備用。

2 準備一鍋水煮沸，放入軟化的米線煮約 3～5 分鐘（米線會由透明轉變成白色的麵體），撈起，並以冷水（或冰水）冷卻，備用。

3 豆腐切小塊、紅蘿蔔切小丁（小於 1.5～1.5 公分）、九層塔葉切碎，備用。

4 起油鍋，加入薑末、紅蔥頭末、蒜末、辣椒末炒香、炒軟，加入咖哩粉、沙茶醬拌炒均勻。

5 加入椰奶、豆腐、紅蘿蔔丁，以小火煮滾、煮軟，放入魚露、糖調味。

6 最後加入米線拌炒均勻，起鍋前淋上檸檬汁、放上九層塔葉裝飾，即成。

》》營養成分分析（每一人份）

蛋白質（公克）	脂質（公克）	碳水化合物（公克）	熱量（大卡）
6	12	44	310

Level 5 做法

1 前置備步驟與 **Level 6** 做法 1～2 相同。

2 將豆腐捏碎，加入紅蘿蔔泥攪拌均勻，放入容器中蒸熟，取出切成小塊，備用。

3 起油鍋，加入薑末、紅蔥頭末、蒜末、辣椒末炒香，放入咖哩粉、沙茶醬拌炒均勻。

4 加入椰奶以小火煮滾，放入魚露、糖、調味，起鍋前淋上檸檬汁。

5 咖哩椰漿汁起鍋後，以篩網過濾湯汁，去除顆粒食材。

6 將煮熟的米線以食物剪刀剪碎（約 1.5 公分）。

7 此道的麵條搭配做法 5 即可食用（湯品的濃稠度需依個人吞嚥功能狀態做調整）。

》》營養成分分析（每一人份）

蛋白質（公克）	脂質（公克）	碳水化合物（公克）	熱量（大卡）
6	12	44	310

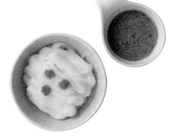

Level 4 做法

1 前置備步驟與 **Level 5** 做法 1～5 相同。

2 將煮熟的米線以食物調理機攪打成細泥，並趁熱（＞ 70 ℃）加入商業含酵素塑型劑（如：食倍樂）2％，攪打均勻。

3 取盤子，將米線泥放入塑膠袋中，塑膠袋底部剪一缺角，以來回劃線的方式擠出細米線泥，製成麵條狀。

4 此道的麵條搭配做法 1 即可食用（湯品的濃稠度需依個人吞嚥功能狀態做調整）。

》》營養成分分析（每一人份）

蛋白質（公克）	脂質（公克）	碳水化合物（公克）	熱量（大卡）
12	25	87	310

{肉類、海鮮、蛋}

郭雅婷營養師（臺大醫院營養室）

優良的蛋白質來源可以預防或延緩肌少症的發生。而挑選本身質地較軟嫩的肉品，搭配上濕潤開胃的醬汁一起烹調，更可以同時兼顧料理的易咀嚼性與易吞嚥度。此外，也能透過食物調理機，依據咀嚼能力將其特製成不同等級的料理，以滿足不同長輩需求喔。

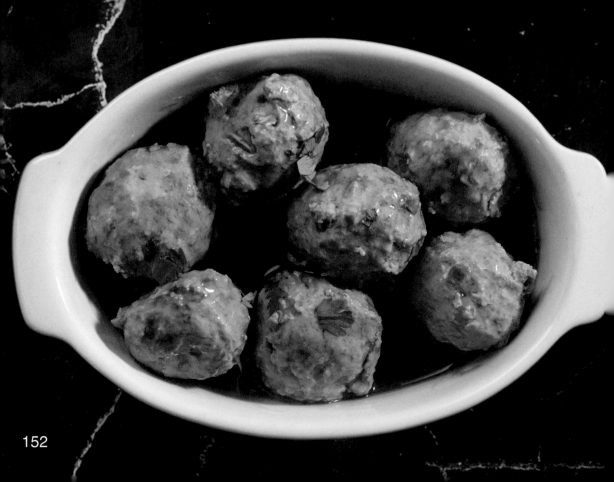

[雞肉料理] 照燒雞肉丸（2 人份）`Level 6` `Level 5`

材料

雞柳條（去筋）	約 100 公克
洋蔥絲	15 公克
嫩豆腐	約 40 公克
蔥薑汁	20 毫升
醬油	2 大匙
太白粉	10 公克
沙拉油	10 公克

照燒醬

醬油	2 大匙
味醂	1 大匙
糖	1 茶匙
米酒	1 大匙

做法

1 將洋蔥絲以少許油炒軟後，放入食物調理機打成泥狀，備用。

2 雞柳條、嫩豆腐、蔥薑汁放入食物調理機打成肉泥狀，取出，放入容器中，依序加入醬油、洋蔥泥、太白粉拌勻。

3 準備一鍋熱水（小火即可，不要使用沸騰的滾水！），放入捏好的雞肉丸（大小為 1.5 公分）後，燙至定型，即可撈起（不用全熟）。

4 將照燒醬全部的材料放入平底鍋中，以中小火熬煮約 3～5 分鐘，再放入雞肉丸，以小火煮至熟透入味，即成。

▶▶▶ 小叮嚀

● `Level 5` 細碎濕潤餐的製作原理是透過先將原料食材打泥，以降低食用時的硬度後，再透過肉品在未加熱前，才具有的內聚力特性來進行形狀的塑造與變化，並以低溫較長時間慢燉的模式來完成整道料理的烹調。

※ 建議食用前仍須將料理先切割為該等級建議的大小後（ `Level 6` 為 1.5 公分／ `Level 5` 為 0.4 公分），再食用比較安全喔！

》》營養成分分析（每一人份）

蛋白質（公克）	脂質（公克）	碳水化合物（公克）	熱量（大卡）
16	6	17	186

【雞肉料理】海苔雞肉餅佐山藥泥 (2 人份)　Level 6　Level 5

材料

雞絞肉（去筋）	100 公克
紅蘿蔔絲	20 公克
洋蔥絲	30 公克
山藥	30 公克
蔥薑汁	20 毫升
沙拉油	15 公克

調味料

醬油膏	15 公克
胡椒鹽	1 公克
海苔粉	2 公克

日式山藥醬

日本山藥	30 公克
柴魚高湯	10 毫升
鹽	0.5 公克

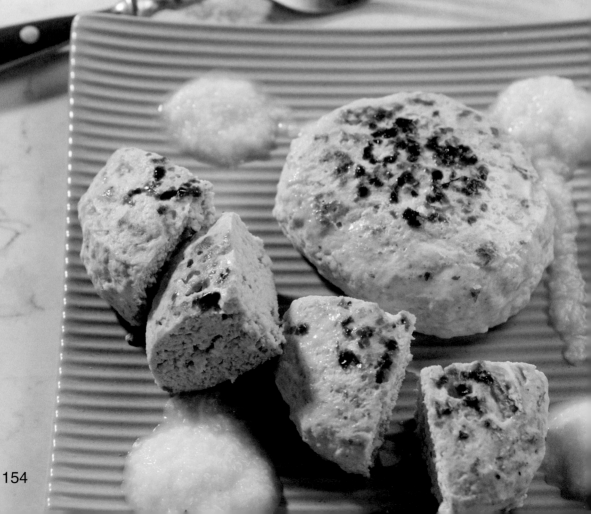

做法

1　將雞絞肉、紅蘿蔔絲、洋蔥絲蒸熟，放入食物調理機打成泥狀，備用。

2　將山藥洗淨，去皮，蒸熟後，以食物調理機打成泥狀，備用。

3　將**做法1**加入山藥泥、蔥薑汁、醬油膏、胡椒鹽拌勻，摔打去除空氣後，塑成圓餅狀，並均勻撒上海苔粉，放在蒸盤中，蒸約10分鐘（讓肉餅定型）。

4　平底鍋熱油後，加入蒸好的肉餅，以小火慢煎至兩面稍微上色，倒入蒸肉的肉汁後，轉小火蓋起來繼續燜約3分鐘（至肉餅內部熟透）。

5　將日式山藥醬材料放入食物調理機打成泥狀，淋在剛起鍋的肉餅上面，即成。

▶▶▶小叮嚀

● 由於海苔粉是屬於較乾燥鬆散的粉末類型，因此請一定要直接鑲嵌在肉餅內一起烹調，切記不可在烹調後才乾撒在肉餅上方，可能會造成用餐者口腔或舌上因被海苔粉黏附而產生嗆咳的風險！

※建議食用前仍須將料理先切割為該等級建議的大小後（ **Level 6** 為1.5公分／ **Level 5** 為0.4公分），再食用比較安全喔！

》》營養成分分析（每一人份）

蛋白質 （公克）	脂質 （公克）	碳水化合物 （公克）	熱量 （大卡）
14	8	11	172

蔥薑汁誕生的小故事

由於肉類與海鮮大多都會帶有較重的腥味或土味，一般為了減少肉品腥味會使用蔥、薑、蒜等辛香料來完成去腥步驟，但由於此類辛香料於切細碎後質地組成過於崩散，於吞嚥困難飲食中容易造成異物感甚至有嗆咳風險的存在，因此建議改用由蔥和薑加水打泥後過濾的汁液來取代這類香料來達到去腥與提鮮的功能喔！

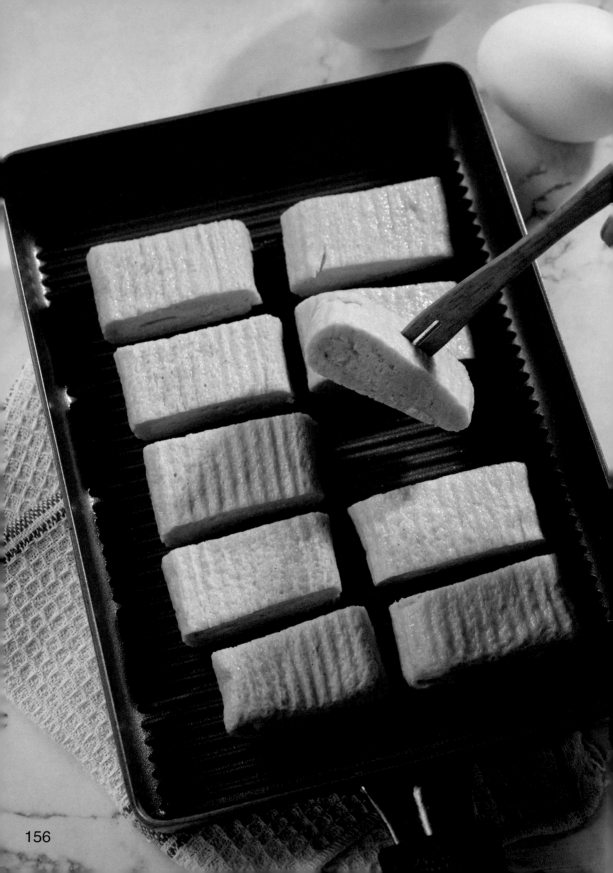

【蛋料理】野菇歐姆蛋捲 (2 人份) `Level 6` `Level 5`

材料
馬鈴薯 ....30 公克
蘑菇片（罐頭） ....50 公克
洋蔥片 ....20 公克
雞蛋 ....2 顆
牛奶 ....20 毫升
奶油 ....25 公克

調味料
鹽 ....2 公克

做法

1 馬鈴薯洗淨，去皮，切塊，蒸熟，備用。

2 平底鍋加熱，加入奶油 10 公克加熱，放入蘑菇片、洋蔥片炒至軟化後，盛起。

3 將**做法** 2、蒸熟的馬鈴薯一起放入食物調理機中打成泥狀。

4 雞蛋打入大碗中，加入牛奶、鹽拌勻，備用。

5 平底鍋加熱，加入奶油 15 公克待完全融化，轉中火快速倒入**做法** 4 的蛋液，一面加熱，一面快速將雞蛋攪拌均勻，讓所有蛋液平均呈半凝固狀態。

6 將**做法** 3 的蘑菇泥鋪放至前緣 1/3 處，再用鍋鏟將**做法** 4 的蛋液撥至平底鍋前緣蓋上，加熱至定型。

7 再將雞蛋輕輕翻面，讓各面均勻受熱，並調整成型，盛入盤中，即成。

》》營養成分分析（每一人份）

蛋白質 （公克）	脂質 （公克）	碳水化合物 （公克）	熱量 （大卡）
9	10	7	154

※ 建議食用前仍須將料理先切割為該等級建議的大小後（ `Level 6` 為 1.5 公分／ `Level 5` 為 0.4 公分），再食用比較安全喔！

【豬肉料理】和風漢堡排佐蘿蔔泥（2 人份） `Level 6` `Level 5`

材料

豬絞肉	100 公克（去筋：肥：瘦＝ 2：1）
板豆腐	50 公克
洋蔥	30 公克
雞蛋	1 個
薑末	10 公克
沙拉油	10 公克

調味料

鹽	1 公克
砂糖	5 公克
醬油	1 茶匙

和風蘿蔔醬

白蘿蔔	100 公克
醬油	15 公克
味醂	10 公克
白醋	5 公克
太白粉	適量（依需要稠度添加）

做法

1 洋蔥切丁，加少許油炒軟，以食物調理機打成泥狀，備用。

2 薑末加少許水打成泥狀，以濾網過濾出薑汁，備用。

3 將板豆腐用手捏成泥狀，並加入豬絞肉、鹽拌勻，以食物調理機打成泥狀。

4 加入洋蔥泥、薑汁、砂糖、醬油、蛋液拌勻，略為拍打出空氣後，捏成扁橢圓形的肉排狀（厚度約 1.5cm）。

5 將肉排表面塗油後，放入電鍋中，（外鍋水半杯）蒸 8 ～ 10 分鐘使其定型。

6 平底鍋轉中小火，加入沙拉油加熱，放入蒸好的漢堡肉煎到表面稍微上色。

7 加入蒸肉時留下的肉汁，轉小火加蓋，續燜約 3 分鐘至熟，淋上和風蘿蔔醬，即成。

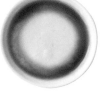

【和風蘿蔔醬】

1 白蘿蔔洗淨，去皮，蒸熟後，放入食物調理機打成泥狀。

2 將白蘿蔔泥、醬油、味醂、白醋倒入鍋子加熱，以太白粉水勾芡至喜歡的濃度，即成和風蘿蔔醬。

▸▸▸ 小叮嚀

● 由於要製作的料理目標為軟嫩，因此製作此類肉餅或丸類請注意「不需要」攪打或摔打出筋性，不然反而「會增加成品彈性增加咀嚼負擔」。

※ 建議食用前仍須將料理先切割為該等級建議的大小後（ Level 6 為 1.5公分／ Level 5 為 0.4 公分），再食用比較安全喔！

》》營養成分分析（每一人份）

蛋白質（公克）	脂質（公克）	碳水化合物（公克）	熱量（大卡）
17	17	13	273

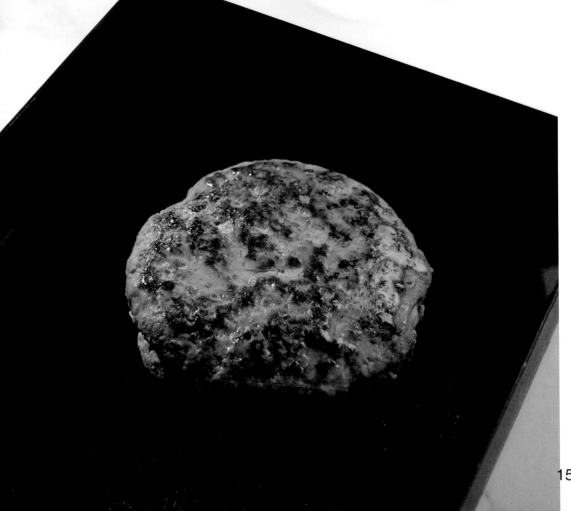

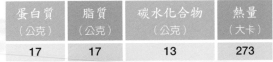

呑嚥無障礙的食譜示範篇──肉類、海鮮、蛋

159

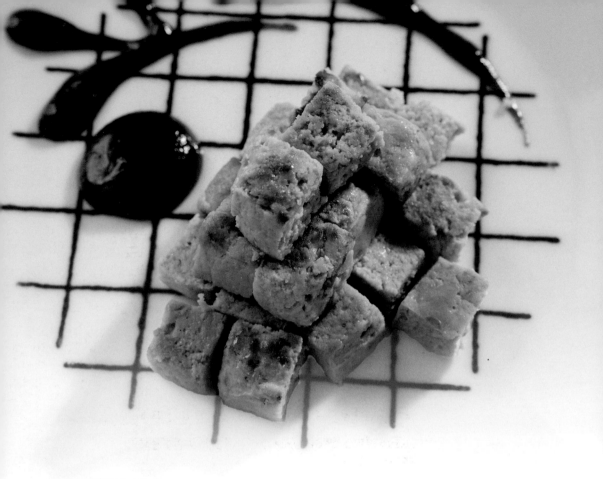

【豬肉料理】梅香骰子豬佐紅酒醬 (2 人份) `Level 6` `Level 5`

材料

豬絞肉	100 公克 （肥：瘦＝ 2：1）
洋蔥	10 公克
山藥丁	20 公克
紫蘇梅肉	20 公克
蔥薑汁	15 毫升
太白粉	5 公克
沙拉油	5 公克

紅酒醬

洋蔥丁	50 公克
紅酒	50 毫升
糖	5 公克
鹽	1 公克
橄欖油	少許

調味料

鹽	2 公克
米酒	10 毫升
醬油膏	10 公克
黑胡椒粉	0.5 公克

做法

1 豬絞肉以菜刀斷筋、紫蘇梅肉去籽切碎，備用。

2 洋蔥丁、山藥丁蒸熟後，分別以食物調理機打成泥狀。

3 將豬絞肉放入鋼盆，加入鹽、米酒及太白粉拌勻（用手抓捏與拍打絞肉）。

4 放入洋蔥泥、山藥泥、紫蘇梅肉碎攪拌均勻，加入蔥薑汁調味拌勻，以食物調理機打成泥狀，

5 倒入模型中（塑型成約 1.5×1.5 大小的立方體肉塊），放入蒸箱蒸約 15 分鐘，使其定型（保留蒸肉湯汁並分為兩份）。

6 起油鍋，加入沙拉油，以小火將**做法5** 的肉塊煎至表面上色，倒入蒸肉湯汁一份、醬油膏燜煮至熟，即成骰子豬。

▶▶▶ **小叮嚀**

● 醬汁除了可以提升肉類料理的風味與變化度外，更重要的功能是為肉品增加濕潤度與潤滑度，可以幫助肉末在口中易於成團與吞嚥，因此依照用餐者咀嚼吞嚥需求來調整醬汁濃稠度，才能給予用餐者更好的安全性。

※ 建議食用前仍須將料理先切割為該等級建議的大小後（ Level 5 為 0.4 公分），再食用比較安全喔！

【紅酒醬】

1 平底鍋放入橄欖油加熱，加入洋蔥丁以小火慢炒，倒入少量水，以大火煮滾後，轉中火煮約 10 分鐘至洋蔥變軟。

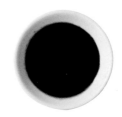

2 用食物調理機打成泥後，倒入平底鍋，加入紅酒，以中火續煮 10 ～ 15 分鐘。

3 倒入另一份剛剛煎肉的肉汁，再過濾渣渣，加上糖、鹽、黑胡椒粉調味，即成紅酒醬。

4 將煎好的骰子豬，淋上紅酒醬，即成。

》》營養成分分析（每一人份）

蛋白質 （公克）	脂質 （公克）	碳水化合物 （公克）	熱量 （大卡）
11	13	13	213

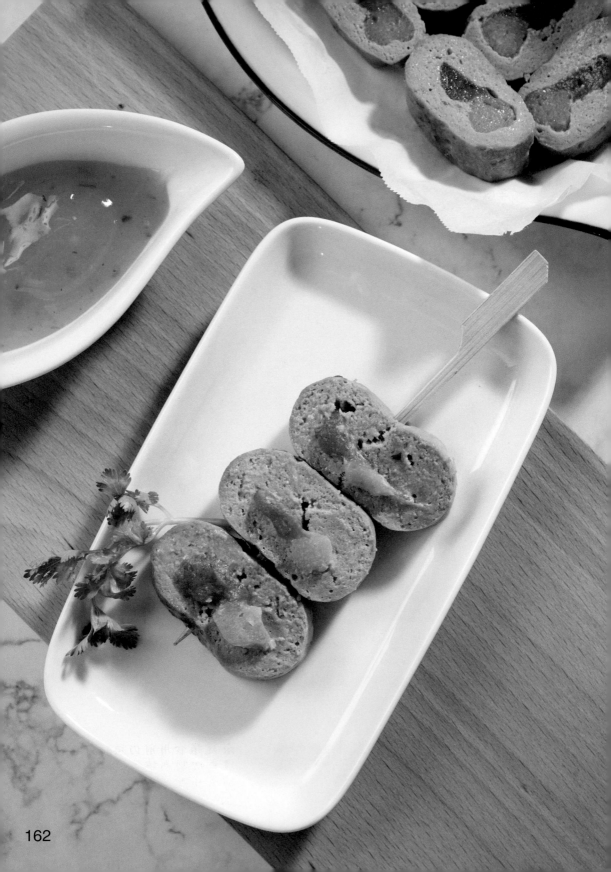

【豬肉料理】泰式豬肉捲（2 人份） Level 6 Level 5

材料

去筋豬里肌絞肉	100 公克
地瓜塊	30 公克
紅蘿蔔丁	20 公克
洋蔥丁	20 公克
蒜末	15 公克
薑泥	15 公克

調味料

醬油膏	1 大匙
檸檬汁	10 毫升
鹽	1 公克

泰式醬

辣椒末	5 公克
蒜末	5 公克
魚露	20 毫升
糖	10 公克
檸檬汁	20 毫升
水	適量

做法

1 地瓜塊、紅蘿蔔丁、洋蔥丁蒸熟，分別以食物調理機打成泥狀。

2 豬里肌絞肉放入鋼盆，加入鹽、蒜末、醬油膏和檸檬汁拌勻（用手抓捏與拍打絞肉）

3 取 1 段烘焙紙，取適量的**做法 2** 的肉泥鋪平，再取適量**做法 1** 的蔬菜泥鋪在肉泥上面後，捲成肉捲型狀，依序全部完成。

4 將豬肉捲放在烤盤中，移入烤箱中以 150℃烤 25 分鐘，使其定型，取出，淋上泰式醬，即成。

【泰式醬】

1 辣椒末、蒜末、魚露、糖、檸檬汁、水均勻混合，並過濾出純醬汁，添加適量的增稠粉（依個人需求調整濃稠度），即成泰式醬。

▶▶▶ 小叮嚀

● 泰式醬中因會添加少許辣椒，製作前建議先確認用餐者對辣的接受度來調整添加量，以避免造成用餐者因受到辣度刺激而嗆咳。

》》營養成分分析（每一人份）

蛋白質（公克）	脂質（公克）	碳水化合物（公克）	熱量（大卡）
15	1	20	149

※ 建議食用前仍須將料理先切割為該等級建議的大小後（ Level 6 為 1.5 公分／ Level 5 為 0.4 公分），再食用比較安全喔！

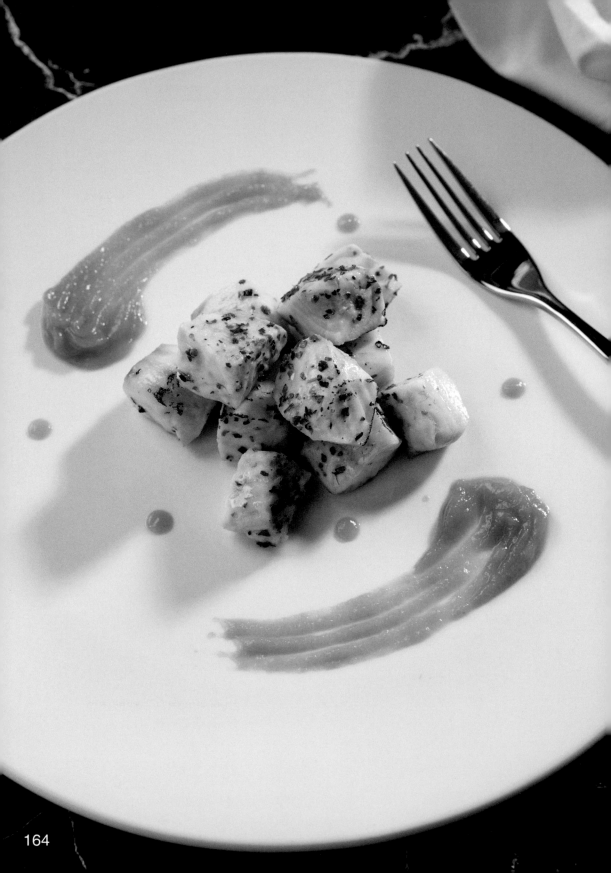

[魚類料理] 義式魚塊佐南瓜醬（2 人份） Level 6

材料
鯛魚片 ⋯⋯ 100 公克（厚度約 1.5 公分）
沙拉油 ⋯⋯⋯⋯⋯⋯⋯⋯⋯⋯ 10 公克

調味料
義式香料粉 ⋯⋯⋯⋯⋯⋯⋯⋯ 1 公克
鹽 ⋯⋯⋯⋯⋯⋯⋯⋯⋯⋯⋯⋯ 1 公克

南瓜醬
南瓜 ⋯⋯⋯⋯⋯⋯⋯⋯⋯ 100 公克
全脂鮮奶 ⋯⋯⋯⋯⋯⋯ 20 毫升
麵粉 ⋯⋯⋯⋯⋯⋯⋯⋯⋯ 10 公克
糖 ⋯⋯⋯⋯⋯⋯⋯⋯⋯⋯ 5 公克

做法

1 將鯛魚片洗淨，擦乾水分，切成塊狀（長寬高各 1.5 公分），放入刷油的烤盤中，均勻撒上義式香料粉、鹽，醃製 10 分鐘。

2 將鯛魚片，先蒸熟，再放入烤箱中以 200℃烤約 3～5 分鐘（烤至外層上色），取出，淋上南瓜醬即成。

【南瓜醬】

1 將南瓜洗淨，去皮及籽後，蒸熟，加入鮮奶，以食物調理機攪打成泥狀。

2 將攪打好的南瓜泥放入平底鍋中加熱，放入麵粉調整稠度，加入糖（可依照個人喜好甜度調整用量），即成南瓜醬。

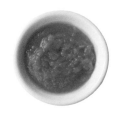

》》營養成分分析（每一人份）

蛋白質 （公克）	脂質 （公克）	碳水化合物 （公克）	熱量 （大卡）
11	7	17	175

▶▶▶ 小叮嚀

● 鯛魚片因為油脂含量較低，若使用乾烤模式容易造成肉質乾柴。建議鯛魚片切薄片後，搭配醬汁使用清蒸的模式，較能保持肉質濕潤軟嫩。

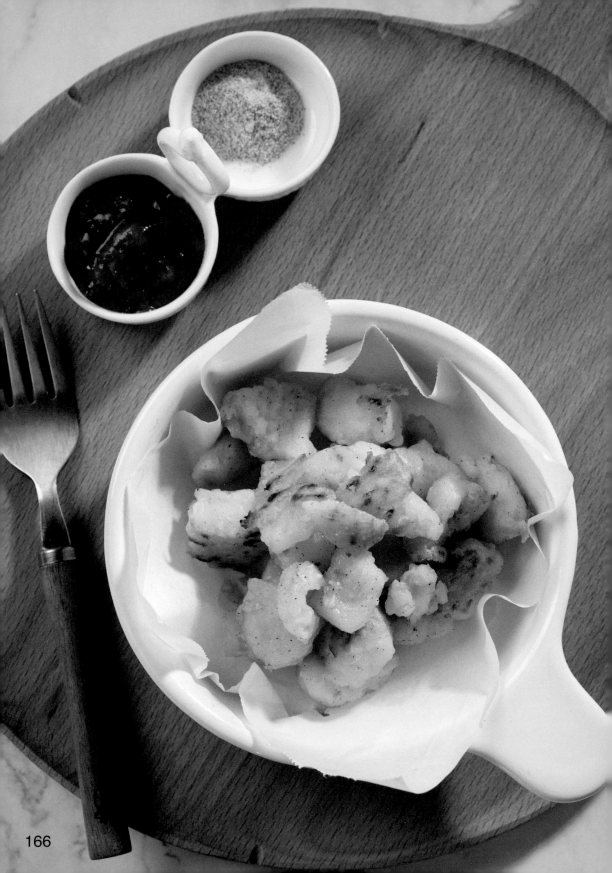

【魚類料理】椒鹽魚排佐莎莎醬 (2 人份) `Level 6`

【材料】
多利魚片	100 公克
沙拉油	5 公克

調味料
米酒	5 毫升
胡椒鹽	1.5 公克
黑胡椒粉	1 公克
檸檬汁	10 毫升

莎莎醬
牛蕃茄	50 公克
洋蔥	15 公克
蒜末	5 公克
香菜	5 公克
魚露	1 大匙
檸檬汁	2 大匙
糖	1 大匙

【做法】

1 多利魚洗淨，擦乾水分，切小塊（長寬高各 1.5 公分），加入米酒、胡椒鹽、黑胡椒粉和檸檬汁拌勻，醃半小時。

2 將冷卻的莎莎醬，以食物調理機打成泥狀，加入增稠粉（依個人吞嚥功能狀態做調整用量詳見第 114 頁）拌勻。

3 平底鍋倒少許油以小火加熱，放入多利魚煎至表面稍微上色，倒入水 1 杯（淹過食材約一半的高度），加蓋，以小火燜 10 分鐘，煮至魚肉熟透入味，盛入盤中，淋入莎莎醬，即成。

【莎莎醬】

1 將莎莎醬全部的材料洗淨，切碎，拌入調味料，放入冰箱冷卻，備用。

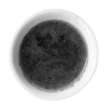

》》營養成分分析（每一人份）

蛋白質（公克）	脂質（公克）	碳水化合物（公克）	熱量（大卡）
13	3	13	131

▶▶▶ 小叮嚀

● 多利魚片含水量較高，肉質較細軟，比鯛魚更適合用於咀嚼力較不足的對象。魚片乾煎模式雖然能讓成品較上色，且香氣較充足，但亦會造成表面過度乾硬，因此建議使用水煎模式維持肉質軟嫩度。

【海鮮料理】塔塔海鮮餅（2 人份） Level 6 Level 5

材料

蝦仁	…………………………	40 公克
嫩豆腐	………………………	30 公克
鯛魚塊	………………………	50 公克
紅蘿蔔	………………………	10 公克
蔥薑汁	………………………	5 毫升
沙拉油	………………………	15 公克

塔塔醬

水雞蛋	1 顆
小黃瓜丁	20 公克
洋蔥丁	20 公克
美乃滋	約 15 公克
原味優格	30 公克
檸檬汁	10 毫升
白醋	1 大匙
鹽	1 公克

調味料

鹽	1 公克
白胡椒粉	1 公克
太白粉	5 公克

做法

1 蝦仁洗淨，以廚房紙巾吸乾水分，再用刀面拍碎，剁成細泥；紅蘿蔔洗淨，蒸熟，切成細碎。

2 將蝦泥放入調理盆中，加入鹽、嫩豆腐、鯛魚塊、紅蘿蔔碎、蔥薑汁、白胡椒粉及蔥薑汁攪成細泥，即成海鮮漿，裝入塑膠袋內，備用。

3 將塑膠袋一角剪開，將海鮮漿擠入已刷層油的模型中，放入電鍋中（外鍋水 2/3 杯），待海鮮餅定型後，即可取出。

4 取平底鍋以小火熱油，放入海鮮餅，煎到表面稍微上色，加入剛剛蒸海鮮餅的湯汁、太白粉水（太白粉＋少許水）後，轉小火，加蓋，繼續燜煮約 5 分鐘，盛入盤中，擠入塔塔醬，即成。

【塔塔醬】

1 洋蔥丁、小黃瓜丁放入容器中，加入檸檬汁、白醋、鹽拌勻，醃漬靜置片刻會釋出水分，再用紙巾包起來擠乾水份。

2 將水煮蛋搗碎，加入洋蔥丁、小黃瓜丁、美乃滋、原味優格攪拌均勻，放入食物調理機打成泥狀，即成塔塔醬。

▸▸▸ 小叮嚀

● 使用食物調理機製作肉漿或魚漿類料理時，請注意轉速不要開過強，且不可攪打過久，以免造成肉漿產生筋性，導致成品彈性增加。

※ 建議食用前仍須將料理先切割為該等級建議的大小後（ Level 6 為 1.5 公分／ Level 5 為 0.4 公分），再食用比較安全喔！

》》營養成分分析（每一人份）

蛋白質 （公克）	脂質 （公克）	碳水化合物 （公克）	熱量 （大卡）
12	17	8	233

{蔬菜類}

辛郁晴營養師（臺大醫院營養室）

克服蔬菜類食材口感較難咀嚼與吞嚥的既定印象，透過烹調小技巧也能讓吞嚥及咀嚼困難者，吃到蔬菜的營養成分，再藉由多變化的料理方式與食材搭配，顛覆蔬菜的味覺感受。讓咀嚼與吞嚥困難者能夠吃到美味可口的蔬菜料理，同時也攝取每日所需要的膳食纖維。 **Level 5** 及 **Level 4** 可以善用增稠劑（如：快凝寶、吞樂美、多樂飲 Plus、易凝素 Plus、吞易佳等），改善菜餚易出水問題； **Level 4** 也可以改用塑型劑（如：食膳樂 MJ 等）取代增稠劑，做造型變化。

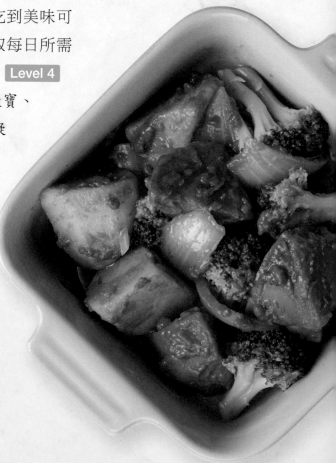

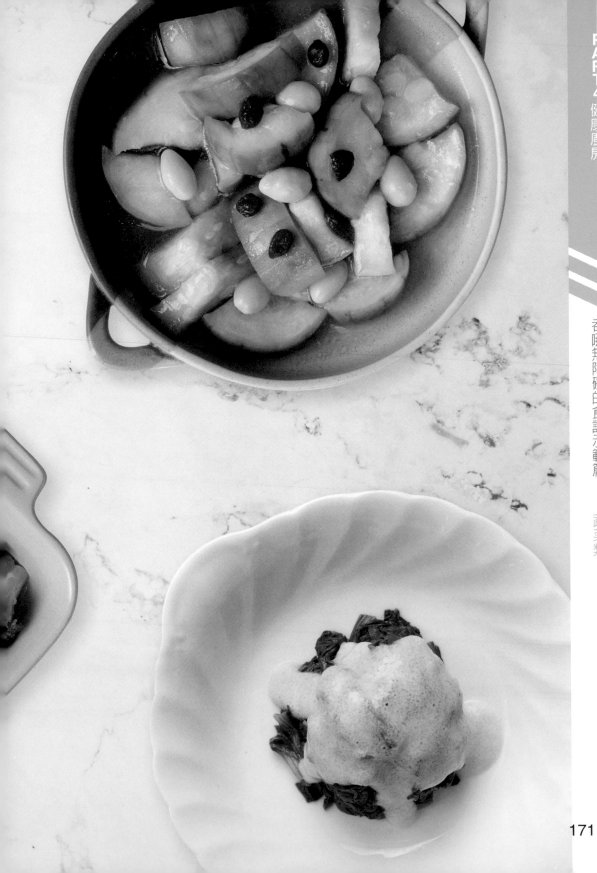

銀杏燒絲瓜（3 人份）　Level 7　Level 6　Level 5　Level 4

材料

絲瓜		半條（300 公克）
白果		10 公克
枸杞		3 公克
薑末		3 公克
沙拉油		2 大匙
Level 5	增稠劑	0.5%
Level 4	增稠劑或塑型劑	0.5%

調味料

雞高湯	一杯
鹽	少許

▸▸▸小叮嚀

● 使用商業增稠劑或塑型劑時，可依照菜餚含水特性，彈性調整比例，適用於各種類別食材。

● 絲瓜盡量選擇較新鮮保水，烹調口感較軟嫩；透過去皮兩次及去除過老瓜囊，也可以增加食材軟嫩度。

》營養成分分析（每一人份）

蛋白質（公克）	脂質（公克）	碳水化合物（公克）	熱量（大卡）
1	10	6	118

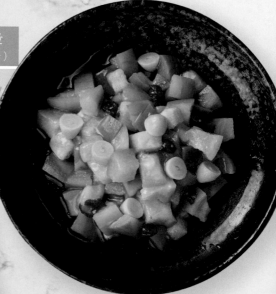

Level 6

Level 7

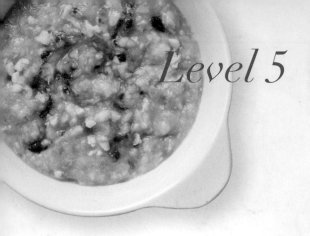
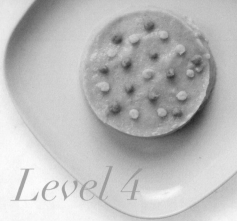

Level 5

Level 4

Level 7 做法

1 絲瓜去皮、切塊；白果洗淨，汆燙約 5 分鐘，撈起，備用。

2 枸杞洗淨，汆燙 2 分鐘，撈起，備用。

3 炒鍋加沙拉油熱鍋，加入薑末爆香，續入絲瓜拌炒。

4 放入雞高湯、白果、枸杞煮至軟，再撒入鹽拌炒，即成。

Level 6 做法

1 絲瓜去皮後，再多削去一層皮，絲瓜去除過老瓜囊後，切小塊（1.5×1.5 公分），備用。

2 白果洗淨，汆燙約 5 分鐘後，取出，切對半；枸杞洗淨，汆燙 2 分鐘，取出，切半。

3 炒鍋加油熱鍋，加入薑末，放入絲瓜拌炒。

4 放入雞高湯、白果、枸杞烹煮至軟，再撒入鹽拌炒，即成。

Level 5 做法

1 依照 **Level 6** 做法 1～4 烹調。

2 食材放入食物調理機，加入增稠劑約 0.5%，攪打成剁碎狀，即成。

Level 4 做法

1 依照 **Level 6** 做法 1～4 烹調。

2 食材放入食物調理機，加入增稠劑攪打成泥狀，或用塑型劑取代增稠劑攪打成泥狀，放入模具做造型變化。

3 可另取白果、枸杞，加入適量熱水，依做法 2 攪打成泥狀，製作做裝飾。

173

櫻花蝦燴蒲瓜（3 人份） `Level 7` `Level 6` `Level 5` `Level 4`

材料		
蒲瓜	……………………………………	300 公克
櫻花蝦 `Level 7` `Level 6` 或蝦仁 `Level 5` `Level 4`		5 公克
蒜末	……………………………………	3 公克
沙拉油	…………………………………	2 湯匙
水	………………………………………	1 杯
`Level 5` 增稠劑	…………………………	1%
`Level 4` 增稠劑或塑型劑	……………	1%

調味料

鹽 ……………………………………………… 少許

>>營養成分分析（每一人份）

蛋白質 （公克）	脂質 （公克）	碳水化合物 （公克）	熱量 （大卡）
1	10	4	110

▶▶▶ 小叮嚀

● 櫻花蝦、蝦皮、乾香菇等，是中式料理增加菜餚風味爆香常用的食材。由於口感較硬、韌性大，不易煮軟，不適合吞嚥咀嚼困難者食用，但只要透過烹調小技巧，如：熱油爆香後撈起，仍可以增加烹調油的味道豐富度。

● 爆香後撈起的食材，不用浪費，可以用食物調理機製作成拌醬或淋醬，亦可以增加風味與營養。

Level 7

Level 6

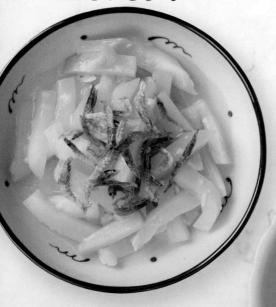

Level 7 做法

1 蒲瓜去皮，洗淨，切小塊。

2 炒鍋加沙拉油熱鍋，加入蒜末爆香，放入櫻花蝦快速爆炒。

3 加入蒲瓜、水燜煮至軟，放入鹽調味，即成。

Level 6 做法

1 蒲瓜去皮洗淨，切小塊（1.5×1.5 公分）。

2 炒鍋加沙拉油熱鍋，加入蒜末爆香，放入櫻花蝦爆香後，將櫻花蝦撈取出來。

3 再加入蒜末爆香，放入蒲瓜、水燜煮至軟，放入鹽調味，即成。

4 可將爆香的櫻花蝦切成細末狀，撒入，拌勻即可。

Level 5 做法

1 依照 **Level 6** 做法 1～3 烹調。

2 將食材放入食物調理機，加入增稠劑約 1%，攪打成剁碎狀，即成。

3 可將櫻花蝦改成蝦仁爆香，切細泥撒入，拌勻即可。

Level 4 做法

1 依照 **Level 6** 做法 1～3 烹調。

2 食材放入食物調理機，加入增稠劑攪打成泥狀，或用塑型劑取代增稠劑攪打成泥狀，放入模具做造型變化。

Level 5 *Level 4*

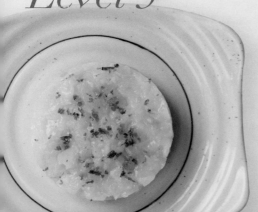
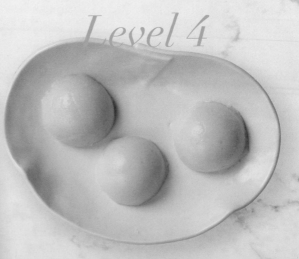

蘿蔔筑前煮 (5 人份) `Level 7` `Level 6` `Level 5` `Level 4`

材料	
白蘿蔔	400 公克
紅蘿蔔	200 公克
蓮藕	200 公克
去骨雞腿肉塊	250 公克
薑片	5 公克
沙拉油	1 湯匙

調味料

高湯	800 c.c.
砂糖	5 湯匙
柴魚醬油	3 湯匙
大豆醬油	2 茶匙
米酒	5 匙

>>> 小叮嚀

● 用電鍋燉煮，可以將根莖類食材烹煮至鬆軟。

● 用澱粉性食材和蔬菜類混合攪打，可以增加菜餚的滑順感。

● 此道菜的食材可彈性變換調味風味，例如：可替換成中式的紅燒風味、西式羅宋湯風味等，就能變化出更多道料理了喔！

》》營養成分分析（每一人份）

蛋白質 （公克）	脂質 （公克）	碳水化合物 （公克）	熱量 （大卡）
10	9	12	169

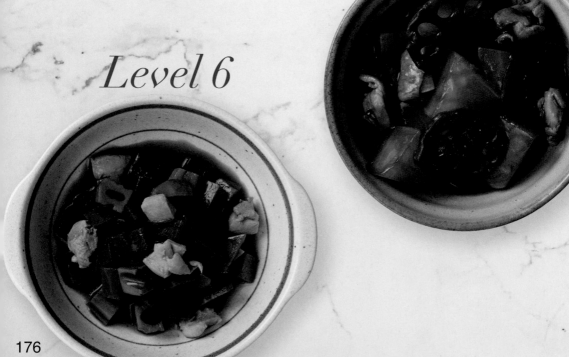

Level 7

Level 6

Level 7 做法

1 食材分別洗淨，去皮；白蘿蔔、紅蘿蔔以滾刀切塊，蓮藕切成片。

2 炒鍋加沙拉油熱鍋，放入薑片爆香，加入砂糖炒糖色，放入去骨雞腿肉塊，以中火略拌炒，盛入湯鍋中。

3 加入高湯、柴魚醬油、大豆醬油、米酒，再放入白蘿蔔、紅蘿蔔、蓮藕。

4 移入電鍋中，外鍋加入水 2 杯，烹煮至軟爛，即成。

Level 6 做法

1 白蘿蔔、紅蘿蔔、蓮藕、去骨雞腿肉分別洗淨，去皮，切小塊（1.5×1.5 公分）。

2 再依照 **Level 7** 做法 2～4 烹調，即成。

Level 5 做法

1 依照 **Level 6** 做法 1～2 烹調。

2 再將烹煮好的食材放入食物調理機，攪打成剁碎狀，即成。

Level 4 做法

1 依 **Level 6** 做法 1～2 烹調。

2 將食材放入食物調理機，攪打成均質泥狀，即可。

3 可再淋上適量香油，撒入適量薑黃粉裝飾；食用前，拌勻即可。

Level 4

Level 5

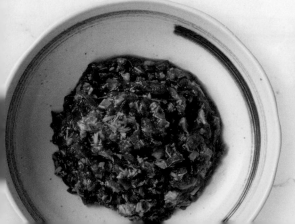
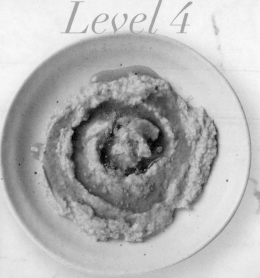

Level 7

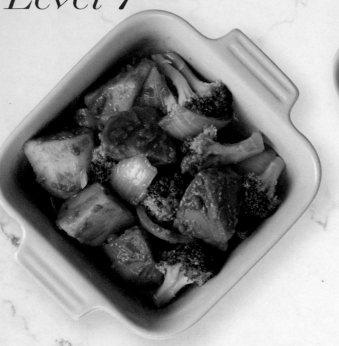

Level 6

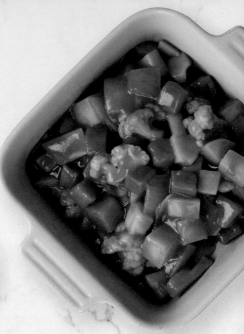

咖哩燉花椰菜（3 人份）　`Level 7` `Level 6` `Level 5` `Level 4`

材料		
花椰菜	…………	150 公克
洋蔥丁	…………	25 公克
馬鈴薯	…………	70 公克
紅蘿蔔	…………	50 公克
蒜末	…………	1 公克
咖哩塊	…………	5 公克
沙拉油	…………	1 湯匙

▶▶▶ 小叮嚀

● 利用食物天然的凝聚性，可以在剁碎及剁泥時，取代使用商業增稠劑。推薦天然增稠的食材→澱粉類蔬菜（如：馬鈴薯、南瓜、芋頭等）。

》》營養成分分析（每一人份）

蛋白質 （公克）	脂質 （公克）	碳水化合物 （公克）	熱量 （大卡）
2	6	9	98

Level 7 做法

1 綠花椰菜、馬鈴薯、紅蘿蔔分別洗淨，切小塊。

2 炒鍋加沙拉油熱鍋，加入蒜末、洋蔥丁爆香，放入水 1 杯，以中火煮滾。

3 放入馬鈴薯、紅蘿蔔煮軟，加入咖哩塊及適量水融勻後，放入花椰菜煮至軟，即成。

Level 6 做法

1 可改選擇白花椰菜較易煮軟；食材切成 1.5×1.5 公分，依照 **Level 7** 做法 1～3 烹調。

2 再放入電鍋中，外鍋加入水 1 杯燉煮至更軟，即成。

Level 5 做法

1 依照 **Level 6** 做法 1～2 煮好的成品，瀝除多餘的湯汁。

2 放入食物調理機剁碎，即成。

Level 4 做法

1 依照 **Level 6** 做法 1～2 煮好的成品，瀝除多餘的湯汁。

2 放入食物調理機攪打成均質泥狀，即成。

Level 5

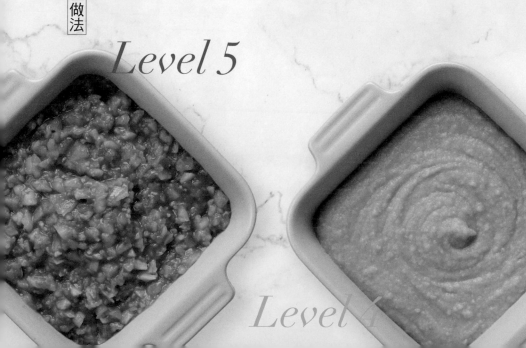

Level 4

香菇雞風味燉菜 （2人份） `Level 7` `Level 6` `Level 5` `Level 4`

材料

去骨雞腿肉	50 公克
山藥	50 公克
高麗菜	200 公克
鮮香菇	10 公克
嫩薑	1 公克
沙拉油	1 大匙

調味料

雞高湯	50 c.c.
米酒	5 c.c.
鹽	少許

▸▸▸ 小叮嚀

● 利用電鍋或壓力鍋燉煮，可以將食材煮得更軟爛。燉煮完畢後，瀝掉的湯汁，亦可以當作高湯保存使用。

● 使用山藥作為天然增稠食材，可作為 `Level 5`、`Level 4` 菜餚的天然黏著劑，改善食材離水，也增加菜餚入口滑順感。

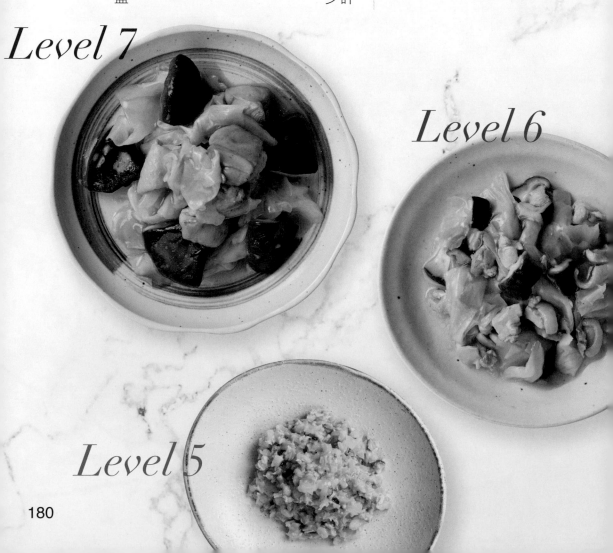

Level 7

Level 6

Level 5

Level 7 做法

1. 去骨雞腿肉、鮮香菇洗淨，切塊；山藥去皮，切塊；高麗菜洗淨，切片。

2. 炒鍋加沙拉油熱鍋，放入薑末、雞腿肉拌炒，加入雞高湯、米酒，再倒入滿水（淹過食材），以中火燜煮至熟。

3. 放入山藥、鮮香菇、高麗菜，以中火燉煮至熟，加入鹽調味，即成。

Level 6 做法

1. 去骨雞腿肉去皮、山藥去皮、鮮香菇、高麗菜，皆切小塊（1.5×1.5公分）。

2. 炒鍋加沙拉油熱鍋，放入薑末、雞腿肉拌炒，加入雞高湯、米酒，再倒入滿水（淹過食材），以中火燜煮至熟。

3. 再放入電鍋中，外鍋加入水1杯，燉煮至食材軟爛後，再加入鮮香菇、高麗菜，外鍋再放水半杯，繼續燉煮軟爛，加入鹽調味，即成。

Level 5 做法

1. 依照 **Level 6** 做法 1～3 烹調。

2. 取出煮熟菜餚及香菇，瀝除多餘的湯汁，放入食物調理機剁碎，即成。

Level 4 做法

1. 依照 **Level 6** 做法 1～3 烹調。

2. 取出煮熟菜餚及香菇，瀝除過多湯汁，放入食物調理機攪打成均質泥狀，即成。

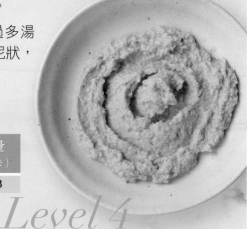

》》營養成分分析（每一人份）

蛋白質 （公克）	脂質 （公克）	碳水化合物 （公克）	熱量 （大卡）
4	7	6	103

Level 4

胡麻菠菜 (2 人份) `Level 7` `Level 6` `Level 5` `Level 4`

材料		
波菜	……………………………	200 公克
白木耳	……………………………	40 公克
胡麻醬	……………………………	30 公克
調味料		
香油	……………………………	10 公克

▶▶▶ 小叮嚀

● 葉菜類蔬菜，例如：青江菜、高麗菜等，皆可做為 `Level 4`、`Level 5` 之食材替換。淋上白木耳胡麻醬，可以增加風味及滑順感。

》》營養成分分析（每一人份）

蛋白質 （公克）	脂質 （公克）	碳水化合物 （公克）	熱量 （大卡）
3	10	6	126

Level 7

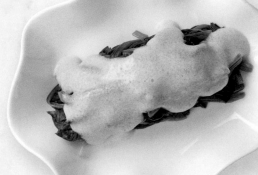

Level 6

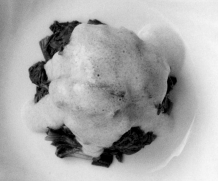

Level 5

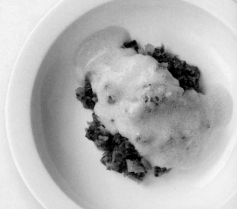

Level 7 做法

1 製作白木耳胡麻醬：將白木耳加水煮熟後瀝除多餘水分，加入胡麻醬以調理機攪打均勻。

2 菠菜洗淨，切段，放入滾水中煮至熟，撈起，瀝乾水分。

3 菠菜拌入香油。

4 將菠菜淋上白木耳胡麻醬，即成。

Level 6 做法

1 製作白木耳胡麻醬：將白木耳加水煮熟後瀝除多餘水分，加入胡麻醬以調理機攪打均勻。

2 菠菜洗淨，取葉子部分，放入滾水中煮至熟，撈起，瀝乾水分。

3 將菠菜堆疊，切成小塊（1.5×1.5 公分），拌入香油。

4 將菠菜淋上白木耳胡麻醬，即成。

Level 5 做法

1 依照 Level 6 做法 1～2 烹調。

2 放入食物調理機剁碎。

3 將菠菜淋上白木耳胡麻醬，即成。

Level 4 做法

1 依照 Level 6 做法 1～2 烹調。

2 放入食物調理機攪打成均質泥狀。

3 將菠菜淋上白木耳胡麻醬，即成。

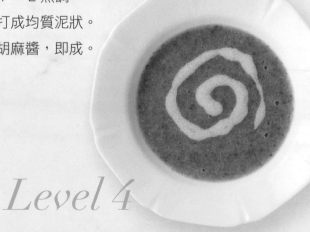

Level 4

183

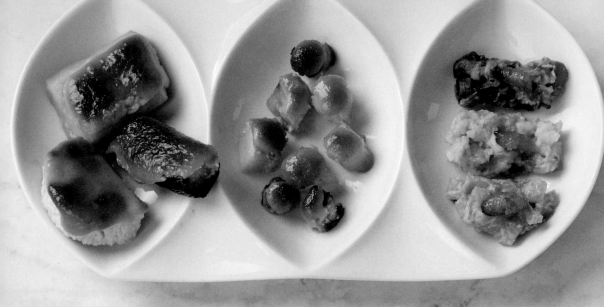

Level 7　　Level 6　　Level 5

味噌田樂燒（2 人份）　`Level 7` `Level 6` `Level 5` `Level 4`

材料		
茄子	⋯⋯⋯⋯⋯	100 公克
山藥	⋯⋯⋯⋯⋯	50 公克
大黃瓜	⋯⋯⋯⋯⋯	100 公克

田樂燒抹醬

味噌	⋯⋯⋯⋯⋯	4 湯匙
米酒	⋯⋯⋯⋯⋯	2 湯匙
白醋	⋯⋯⋯⋯⋯	2 茶匙
味霖	⋯⋯⋯⋯⋯	4 湯匙
美乃滋	⋯⋯⋯⋯⋯	2 湯匙

▶▶▶ 小叮嚀

　食材表面用刀子劃十字紋，可以破壞纖維組織，增加食材烹調後軟嫩、鬆軟口感。

　田樂燒味噌醬加入些許美乃滋可以增加滑潤口感。

　燒烤類蔬菜可以切小塊後，先使用電鍋蒸煮至軟，再烘烤，即可更快速將食物煮軟。

》》營養成分分析（每一人份）

蛋白質 （公克）	脂質 （公克）	碳水化合物 （公克）	熱量 （大卡）
3	8	13	136

Level 7 做法

1 製作田樂燒抹醬：將味噌、米酒、白醋、味霖、美乃滋放入容器中，用食物調理機攪打均勻。

2 茄子洗淨，切厚片（表面用刀子淺淺畫出十字紋路）；山藥、大黃瓜洗淨，去皮，切厚片（表面畫出十字紋路）。

3 將山藥放入蒸鍋，蒸煮 10 分鐘至鬆軟。

4 將田樂燒抹醬均勻塗抹於茄子、山藥、大黃瓜表面後，放入 150°C 預熱好的烤箱，烤 15 分鐘至鬆軟，即成。

Level 6 做法

1 製作田樂燒抹醬：將味噌、米酒、白醋、味霖、美乃滋放入容器中，用食物調理機攪打均勻。

2 茄子，山藥、大黃瓜洗淨，去皮，先切厚片，表面畫出十字紋路，再分別切成塊狀（1×1 公分）。

3 放入電鍋中，外鍋水半杯，蒸煮約 10 分鐘，煮軟，取出。

4 將田樂燒抹醬均勻塗抹於茄子、山藥、大黃瓜表面後，放入 150°C 預熱好的烤箱，烤 15 分鐘至鬆軟，即成。

Level 5 做法

1 製作田樂燒抹醬：將味噌、米酒、白醋、味霖、美乃滋放入容器中，用食物調理機攪打均勻。

2 取 **Level 7** 做法 2～3 煮熟菜餚，分別放入食物調理機剁碎。

3 將田樂燒抹醬均勻塗抹於茄子、山藥、大黃瓜表面後，放入 150°C 預熱好的烤箱，烤 3 分鐘，即成。

Level 4 做法

Level 4

1 製作田樂燒抹醬：將味噌、米酒、白醋、味霖、美乃滋放入容器中，用食物調理機攪打均勻。

2 取 **Level 7** 做法 2～3 煮熟菜餚拌入田樂燒抹醬，將茄子、大黃瓜、山藥放入食物調理機攪打成均質泥狀。

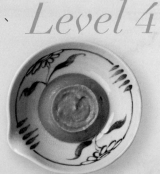

185

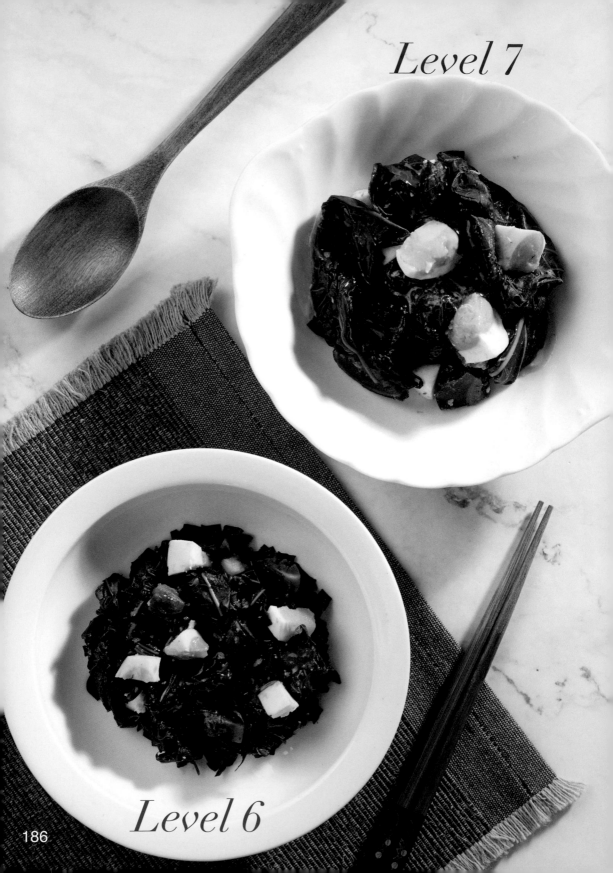

Level 7

Level 6

金銀蛋地瓜葉（3 人份） `Level 7` `Level 6`

材料

地瓜葉	300 公克
皮蛋	1 顆
鹹蛋	半顆
蒜末	2 公克
沙拉油	1 湯匙

Level 7 做法

1. 地瓜葉洗淨，切段；皮蛋、鹹蛋去除外殼，切塊。
2. 炒鍋加油熱鍋，加入蒜末爆香，放入鹹蛋拌炒。
3. 加入皮蛋、地瓜葉拌炒，加入水 2 大匙煮至熟，即成。

Level 6 做法

1. 地瓜葉取其嫩葉部分，洗淨，切小段（小於 1.5 公分）；皮蛋、鹹蛋去除外殼，切小塊（1.5×1.5 公分）。
2. 炒鍋加油熱鍋，加入蒜末爆香，放入鹹蛋拌炒。
3. 加入皮蛋、地瓜葉拌炒，加入水 2 大匙煮至熟軟，即成。

》》營養成分分析（每一人份）

蛋白質 （公克）	脂質 （公克）	碳水化合物 （公克）	熱量 （大卡）
7	9	5	129

▶▶▶ 小叮嚀

● 葉菜類大多以蔥薑蒜爆炒，利用皮蛋、鹹蛋本身獨特風味，可以讓葉菜類味道較豐富。

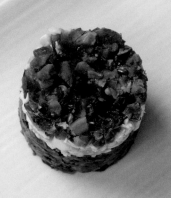

金銀蛋地瓜葉（3 人份）Level 5

<table>
<tr><td rowspan="2">材料</td><td>地瓜葉</td><td>300 公克</td></tr>
<tr><td>皮蛋</td><td>1 顆</td></tr>
<tr><td></td><td>鹹蛋</td><td>半顆</td></tr>
<tr><td></td><td>蒜末</td><td>2 公克</td></tr>
<tr><td></td><td>沙拉油</td><td>1 湯匙</td></tr>
</table>

Level 5 做法

1 依照 Level 6 做法 1～3 烹調。

2 將做法 1 放入食物調理機剁碎，即成；亦可將菠菜、鹹蛋、皮蛋分別切成細碎（小於 0.4 公分），擺盤做裝飾。

》》營養成分分析（每一人份）

蛋白質（公克）	脂質（公克）	碳水化合物（公克）	熱量（大卡）
7	9	5	129

▸▸▸ 小叮嚀

● 葉菜類大多以蔥薑蒜爆炒，利用皮蛋、鹹蛋本身獨特風味，可以讓葉菜類味道的層次感較豐富。

金銀蛋地瓜葉（5 人份）　Level 4

<table>
<tr><td rowspan="6">材料</td><td>地瓜葉</td><td>300 公克</td></tr>
<tr><td>皮蛋</td><td>1 顆</td></tr>
<tr><td>鹹蛋</td><td>半顆</td></tr>
<tr><td>嫩豆腐</td><td>50 公克</td></tr>
<tr><td>蒜末</td><td>2 公克</td></tr>
<tr><td>沙拉油</td><td>1 湯匙</td></tr>
</table>

Level 4 做法

1 嫩豆腐切小塊，汆燙煮熟，瀝乾，備用。

2 取 Level 6 做法 1～3 煮好的成品，瀝除多餘的湯汁。

3 將做法 1 及做法 2 放入食物調理機攪打成泥，即成。

4 亦可將做法 1 的嫩豆腐均分成三份，分別和菠菜、鹹蛋、皮蛋，使用食物調理機攪打成泥狀，擺盤做菜餚擺飾變化。

》》營養成分分析（每一人份）

蛋白質 （公克）	脂質 （公克）	碳水化合物 （公克）	熱量 （大卡）
5	5	3	74

▶▶▶ 小叮嚀

● 豆腐本身具有凝聚性，混入食材攪打成泥，可以增加菜餚滑潤感，同時也可符合 Level 4 糊狀菜餚須具備的凝結性。

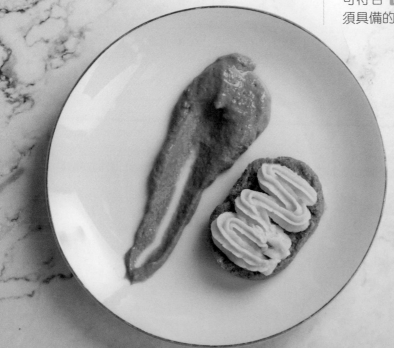

{ 水果 }

柳宗文營養師（臺大醫院營養室）

使用新鮮軟質水果，去皮（籽）後利用切割、攪打等方式來製作符合所需要的質地，若水果泥含水量較多時，可以於水果泥中添加增稠劑或加入吉利丁（T）或洋菜膠（果凍粉）等加熱攪拌，製作成水果慕斯（果凍）食用。

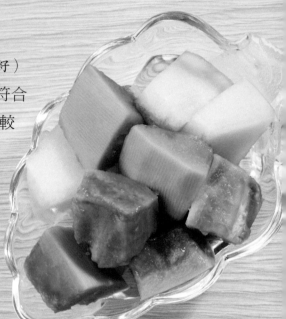

Level 7

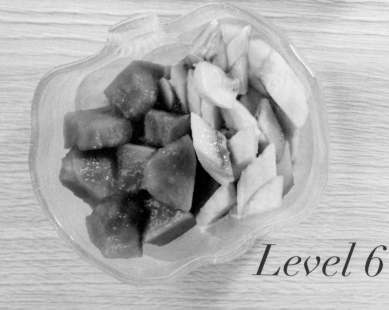

Level 6

時令軟質水果（1 人份）`Level 7`

材料 新鮮的軟質水果（如木瓜、熟透哈密瓜、香蕉、水蜜桃、芒果等）

做法
1 將木瓜、哈密瓜洗淨，去皮、去籽後，兩者共取約 150 公克。
2 切至一口大小，擺盤，即可食用。

》》營養成分分析（每一人份）

蛋白質 （公克）	脂質 （公克）	碳水化合物 （公克）	熱量 （大卡）
1	0	15	64

▸▸▸ 小叮嚀

● 哈密瓜含水量較高，進食時需注意小心吞嚥，以免引起嗆咳。

時令軟質水果（1 人份）`Level 6`

材料 新鮮的軟質水果（如木瓜、香蕉、水蜜桃、芒果等）

做法
1 將木瓜洗淨，去皮及籽，香蕉去皮，兩者共取 150 公克。
2 將水果切至切至 1.5×1.5 公分，即可食用。

》》營養成分分析（每一人份）

蛋白質 （公克）	脂質 （公克）	碳水化合物 （公克）	熱量 （大卡）
1	0	15	64

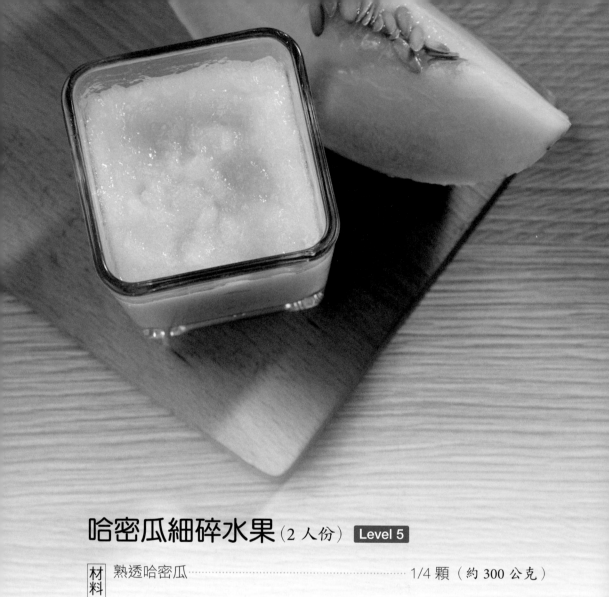

哈密瓜細碎水果（2 人份） Level 5

材料 熟透哈密瓜 ··· 1/4 顆（約 300 公克）

做法 1 哈密瓜洗淨，取去皮及籽後，利用食物調理棒攪打均勻成細碎狀，即成。

》》營養成分分析（每一人份）

蛋白質 （公克）	脂質 （公克）	碳水化合物 （公克）	熱量 （大卡）
1	0	13	56

▶▶▶ 小叮嚀

● 細碎水果若水分太多可以利用篩網過濾水分；或使用增稠劑（約總重的 0.5%）。

哈密瓜水果果凍（2 人份） Level 5

材料
熟透哈密瓜 ··· 1/4 顆（約 300 公克）
吉利丁 ··· 2 片（約 5 公克）

做法

1 吉利丁放入冷水中，浸泡至軟化（約 5～6 分鐘），撈出並擠乾水分，備用。

2 將哈密瓜洗淨，去皮及籽，利用食物調理機攪打成泥狀，再取 250 公克果泥。

3 取一容器，倒入果泥，加熱並持續地攪拌均勻，使整體溫度達 60～70℃，並加入吉利丁。

4 持續攪拌至均勻溶解後，倒入模型或小容器中，移入冰箱冷藏呈現果凍狀，即成。

》》營養成分分析（每一人份）

蛋白質 （公克）	脂質 （公克）	碳水化合物 （公克）	熱量 （大卡）
1	0	13	56

▶▶▶ 小叮嚀

● 若使用洋菜粉（果凍粉），比例為吉利丁（粉）的 0.6 倍。舉例說明：吉利丁使用 5 克＝洋菜粉 3 公克。

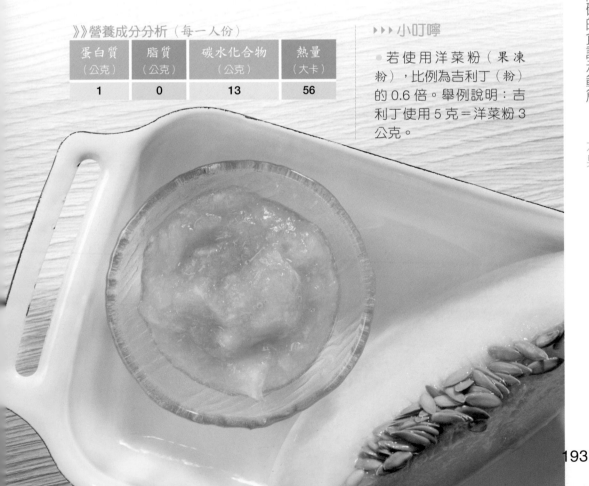

193

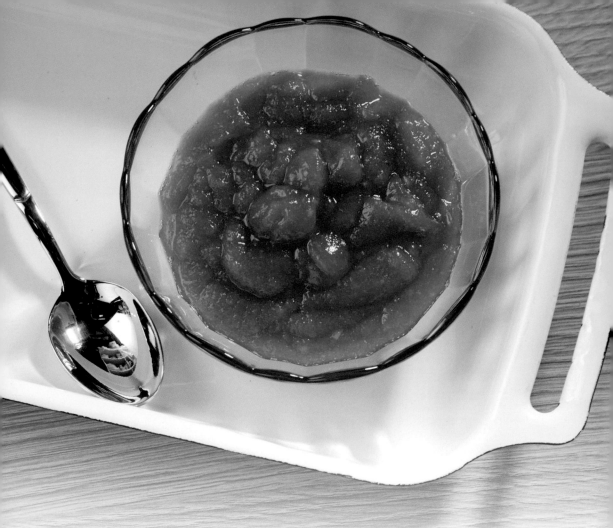

木瓜水果泥（2 人份） Level 4

材料　木瓜⋯⋯⋯⋯⋯⋯ 0.5 顆（約 300 克）

做法　1 木瓜洗淨，去皮及籽，利用食物調理機絞打成泥，即成。

》》營養成分分析（每一人份）

蛋白質 （公克）	脂質 （公克）	碳水化合物 （公克）	熱量 （大卡）
1	0	13	56

▶▶▶小叮嚀

● 細泥水果若水分太多可以添加增稠劑（約總重量 0.5%）。

木瓜水果慕斯（2 人份）　Level 4

| 材料 | 木瓜 ··· 0.5 顆（約 300 克）
吉利丁 ·· 1 片（約 2.5 公克） |

做法

1 吉利丁放入冷水中，浸泡至軟化（約 5～6 分鐘），撈出並擠乾水分，備用。

2 將木瓜洗淨，去皮及籽，利用食物調理機絞打成泥，再取 250 公克果泥。

3 取一容器，倒入果泥，加熱並持續地攪拌均勻，使整體溫度達 60～70℃，並加入吉利丁。

4 持續攪拌至均勻溶解後，倒入模型或小容器中，移入冰箱冷藏至慕斯狀，即成。

》》營養成分分析（每一人份）

蛋白質 （公克）	脂質 （公克）	碳水化合物 （公克）	熱量 （大卡）
1	0	13	56

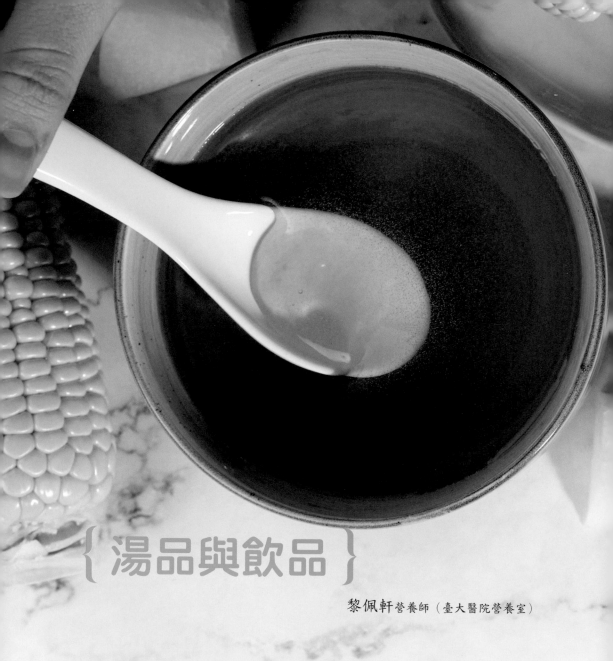

{湯品與飲品}

黎佩軒營養師（臺大醫院營養室）

　　湯品與飲品的增稠，不論吞嚥困難飲用者需要何種級別的稠度，只要依廠牌掌握好增稠粉末的添加量（詳見第 114 頁），或是搭配適合的天然食材使用，並於飲用前確認好增稠液體的稠度，任何喜歡的湯品或是飲品，都可以開心安全的享用。

蘿蔔玉米湯 (1人份 / 200ml) `Level 1`

材料		
白蘿蔔	……………………………	20 公克
玉米	……………………………	60 公克
香菜	……………………………	1 公克
鹽	……………………………	1 公克
增稠劑	……………………………	1 公克

※ 註：食譜中增稠劑為使用吞樂美、多樂飲 plus 或易凝素 plus 之添加克數，若使用其他廠牌，因不同廠牌增稠劑增稠狀況不同，請依自己購買的廠牌做調整，詳見第 114 頁。

做法

1 將白蘿蔔去皮，洗淨，切塊；玉米洗淨，切段；香菜洗淨，切末，備用。

2 取一鍋水，放入白蘿蔔塊、玉米段燉煮至熟，再加入香菜末、鹽調味。

3 濾取湯汁 200ml，加入增稠劑攪拌均勻，靜置確認稠度，即可飲用。

》》營養成分分析（每一人份）

蛋白質 （公克）	脂質 （公克）	碳水化合物 （公克）	熱量 （大卡）
0	0	1	3

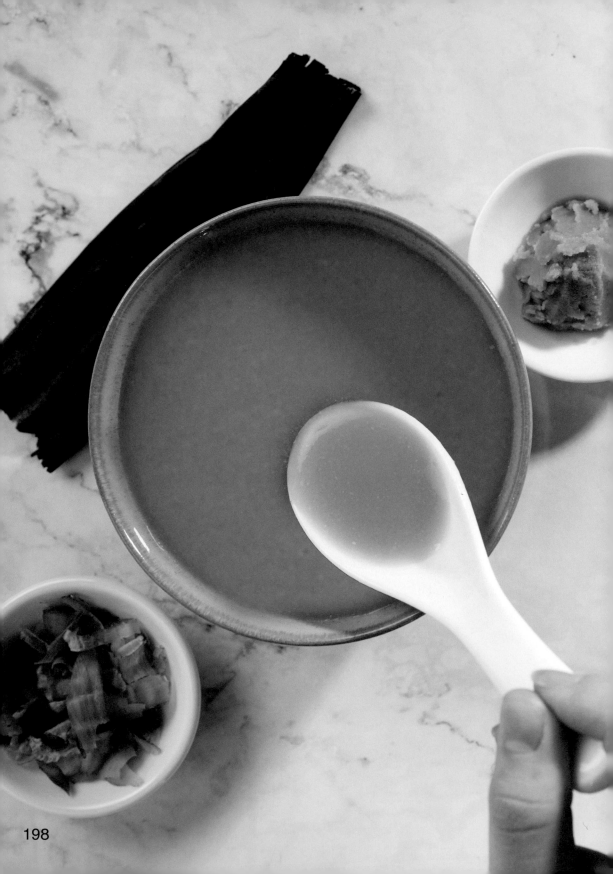

味噌湯（1 人份 / 200ml）`Level 2`

|材料| 昆布 ⋯⋯⋯⋯⋯⋯ 2 公克　　柴魚 ⋯⋯⋯⋯⋯⋯ 1 公克
味噌 ⋯⋯⋯⋯⋯⋯ 5 公克　　增稠劑 ⋯⋯⋯⋯⋯ 2 公克

※ 註：食譜中增稠劑為使用吞樂美、多樂飲 plus 或易凝素 plus 之添加克數，若使用其他廠牌，因不同廠牌增稠劑增稠狀況不同，請依自己購買的廠牌做調整，詳見第 114 頁。

|做法|
1 昆布用濕紙巾輕微擦拭，再取一鍋冷水，將昆布放入鍋中浸泡至少 1～2 小時，加熱煮滾。

2 取出昆布，放入柴魚片後熄火，浸泡 3～5 分鐘，濾取湯汁，即成昆布柴魚湯。

3 將味噌溶入昆布柴魚湯中，煮至微滾後，熄火，用過濾紗布過濾後，濾取湯汁 200ml，加入增稠劑拌勻，靜置確認稠度，即可飲用。

▶▶▶ 小叮嚀

　若使用太白粉增稠，先將 2 茶匙太白粉加入 2 湯匙的水攪拌溶解後，再倒入至濾取後的湯汁中（此為測量液體為 60℃時之結果，實際狀況會依不同溫度而有差異。太白粉添加會額外增加約 35 大卡的熱量）。

　湯品／飲品部分可以替換成任何喜歡的去渣澄清湯品或飲品，也可依購買方便度選擇任何品牌的增稠劑。

　提醒增稠時可先添加增稠劑再添加液體，較容易攪拌均勻，且在攪拌後依說明時間靜置，確認為所需的稠度後，再開始飲用。

》》營養成分分析（每一人份）

蛋白質 （公克）	脂質 （公克）	碳水化合物 （公克）	熱量 （大卡）
2	0	4	26

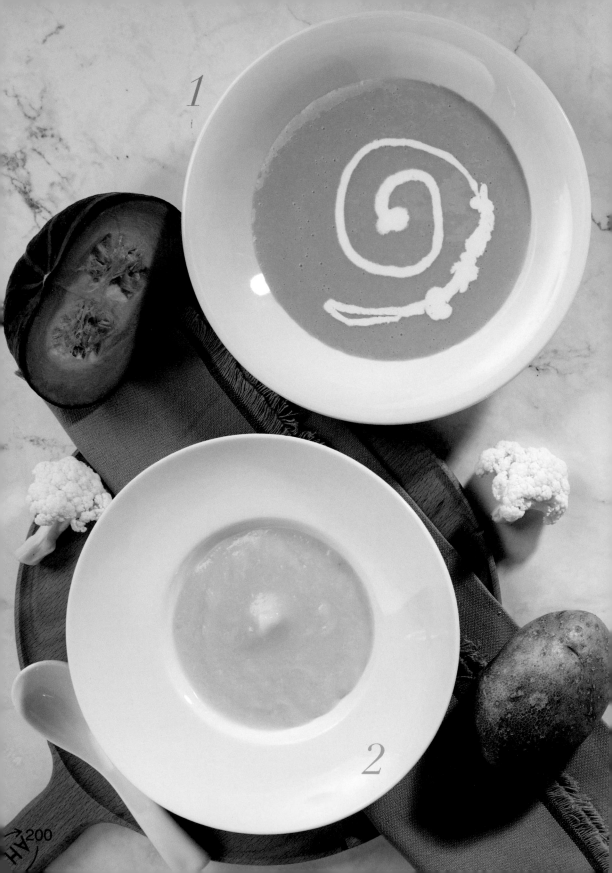

1

2

1 南瓜濃湯（1 人份 / 150ml）　Level 3

材料		
南瓜 ⋯⋯⋯⋯⋯⋯ 95 公克	鹽 ⋯⋯⋯⋯⋯⋯⋯ 0.5 公克
牛奶 ⋯⋯⋯⋯⋯⋯ 70 毫升	

做法

1 南瓜去皮，去籽，洗淨，切小塊，蒸熟透，備用。

2 將蒸好的南瓜、牛奶，放入果汁機中攪打到均質。

3 倒入湯鍋中，以中火加熱，並加鹽調味後，即可飲用。

》》營養成分分析（每一人份）

蛋白質 （公克）	脂質 （公克）	碳水化合物 （公克）	熱量 （大卡）
4	3	20	110

2 馬鈴薯濃湯（1 人份 / 150ml）　Level 4

材料		
馬鈴薯 ⋯⋯⋯⋯⋯ 90 公克	鹽 ⋯⋯⋯⋯⋯⋯⋯ 0.5 公克
白花椰菜 ⋯⋯⋯⋯ 50 公克	蔬菜高湯 ⋯⋯⋯⋯ 50 毫升

做法

1 馬鈴薯去皮，洗淨，切小塊；白花椰菜洗淨，切小朵，蒸熟透，備用。

2 將蒸熟的馬鈴薯、白花椰菜及蔬菜高湯，加入果汁機中攪打到均質。

3 倒入湯鍋中，以中火加熱，並加鹽調味後，即可飲用。

▶▶▶ 小叮嚀

● 食材選擇部分除上述的南瓜、馬鈴薯外，其他相似具有澱粉黏稠性的天然食材（如地瓜、芋頭等），皆可依個人喜好替換使用。需注意的是不同食材烹調攪打後的黏稠度不同，所添加的液體量則需要再增加，或是減少，以符合所需要的稠度。

》》營養成分分析（每一人份）

蛋白質 （公克）	脂質 （公克）	碳水化合物 （公克）	熱量 （大卡）
6	5	17	128

枸杞菊花茶（1 人份 / 200ml） `Level 1`

材料
枸杞	6 公克	菊花	3 朵
水	200 毫升	增稠劑	1 公克

※ 註：食譜中增稠劑為使用吞樂美、多樂飲 plus 或易凝素 plus 之添加克數，若使用其他廠牌，因不同廠牌增稠劑增稠狀況不同，請依自己購買的廠牌做調整，詳見第 114 頁。

做法

1 枸杞、菊花分別洗淨，放入煮滾的熱水中浸泡 3 分鐘。

2 濾取茶汁，加入增稠劑拌勻，靜置確認稠度，即可飲用。

》》營養成分分析（每一人份）

蛋白質 （公克）	脂質 （公克）	碳水化合物 （公克）	熱量 （大卡）
0	0	1	3

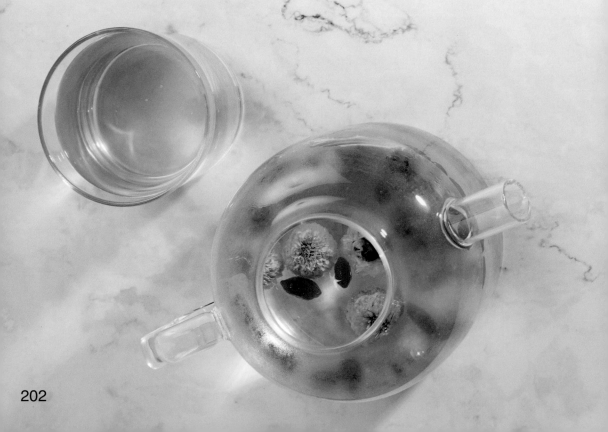

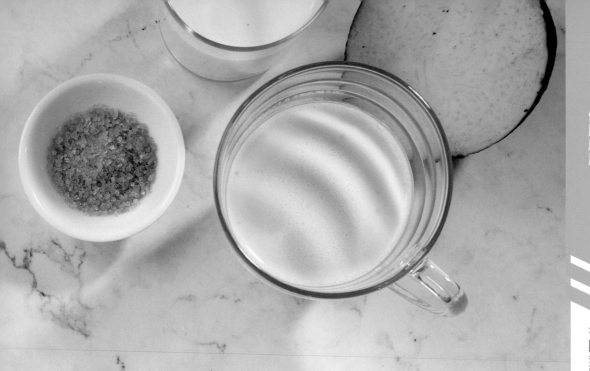

芋頭牛奶（1 人份 / 150ml）`Level 2`

材料	
芋頭	30 公克
牛奶	130 毫升
糖	5 公克

做法

1 芋頭洗淨，去皮，切小塊，蒸熟透，備用。

2 將蒸好的芋頭小塊、牛奶及糖，加入果汁機中攪打均勻，即可飲用。

》》營養成分分析（每一人份）

蛋白質 （公克）	脂質 （公克）	碳水化合物 （公克）	熱量 （大卡）
5	5	19	139

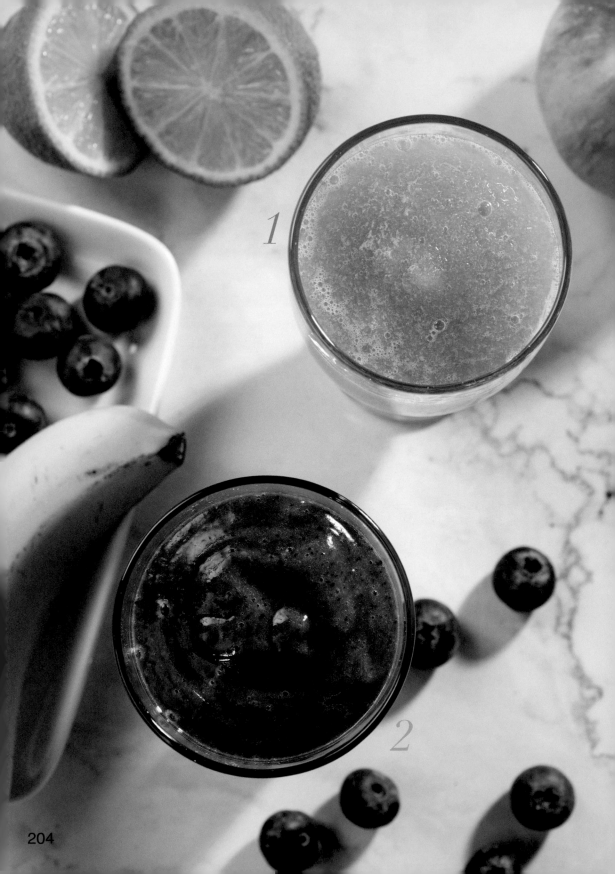

1

2

1 檸檬蘋果飲（1 人份 / 150ml） Level 3

材料	新鮮檸檬 ································· 10 公克	蘋果 ································· 100 公克
	蜂蜜 ································· 5 公克	水 ································· 60 毫升
	增稠劑 ································· 0.5 公克	

※ 註：食譜中增稠劑為使用吞樂美、多樂飲 plus 或易凝素 plus 之添加克數，若使用其他廠牌，因不同廠牌增稠劑增稠狀況不同，請依自己購買的廠牌做調整，詳見第 114 頁。

做法

1 蘋果洗淨，去皮及籽，切小塊；檸檬榨汁，備用。

2 將蘋果、檸檬汁、蜂蜜、水及增稠劑，放入果汁機攪打到均質，靜置確認稠度，即可飲用。

》》營養成分分析（每一人份）

蛋白質 （公克）	脂質 （公克）	碳水化合物 （公克）	熱量 （大卡）
0	0	19	70

2 藍莓香蕉果昔（1 人份 / 150ml） Level 4

材料	藍莓 ································· 100 公克
	香蕉 ································· 140 公克

做法

1 藍莓洗淨，香蕉去皮剝成小塊，備用。

2 藍莓放入果汁機攪打均勻，用過濾紗布過濾，取藍莓汁備用。

3 將小塊香蕉放入果汁機，加入過濾後的藍莓汁攪打到均質，即可飲用。

》》營養成分分析（每一人份）

蛋白質 （公克）	脂質 （公克）	碳水化合物 （公克）	熱量 （大卡）
2	1	46	182

{ 甜點 }

姜智馨營養師（臺大醫院營養室）

　　吞嚥困難者容易攝取不足造成營養不均衡，可提供好吞的點心作為熱量來源，以鮮奶、豆漿或鮮奶油作為液體來源，減少白開水，可增加蛋白質和油脂的攝取，且選擇鮮豔的食材做搭配，視覺的吸引也可達到增進攝取量的效果。

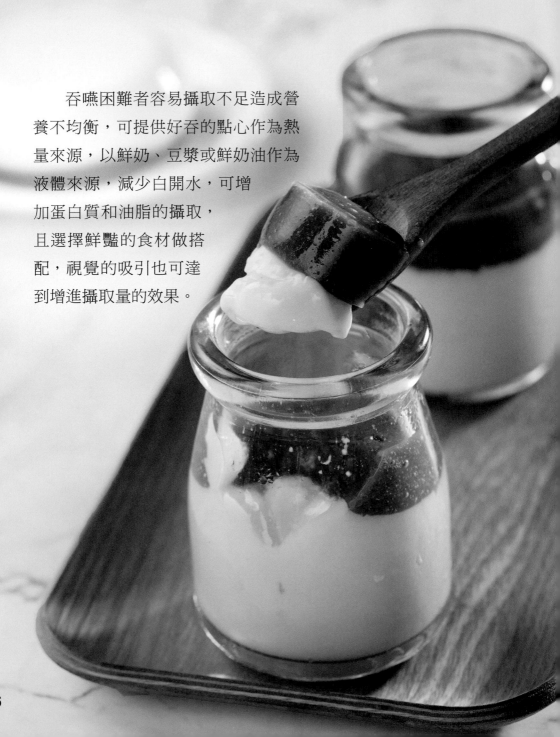

紅豆奶酪 (5 人份) `Level 6` `Level 5` `Level 4`

材料

上層

紅豆 ························· 75 公克
砂糖 ························· 25 公克
水 ························· 100 公克

下層

牛奶 ························· 400 公克
鮮奶油 ························· 100 公克
砂糖 ························· 40 公克
吉利丁 ························· 7.5 公克

做法

1 吉利丁泡入冰水中 5～6 分鐘軟化，撈出，擠乾水分，備用。

2 將牛奶、鮮奶油、砂糖放入湯鍋中，以中小火煮至 60～70℃，熄火，加入擠乾的吉利丁攪拌至溶解。

3 用湯勺盛入奶酪杯中，蓋上保鮮膜，放入冰箱冷藏降溫，塑型。

4 紅豆加水蓋過，預先蒸熟，取出，放入食物調理機，加入砂糖和水攪打成泥狀，並過濾。

5 再用湯勺盛入奶酪杯中（慢慢倒入），蓋上蓋子，放入冰箱冷藏，取出，即可食用。

》》營養成分分析（每一人份）

蛋白質 （公克）	脂質 （公克）	碳水化合物 （公克）	熱量 （大卡）
6	10	27	222

▶▶▶ 小叮嚀

● 相較於其他穀物，紅豆具有較高蛋白質、低脂肪與高膳食纖維的特性，紅豆含有豐富的維生素 B1、B2、B6、葉酸及維生素 E；而礦物質鉀、鈣、鎂、鐵及鋅的含量也比白米或小麥高。

● 進食時，要先切割成適合的等級大小，如：`Level 6` 為 1.5×1.5 公分；`Level 5` 為細碎 0.4 公分。

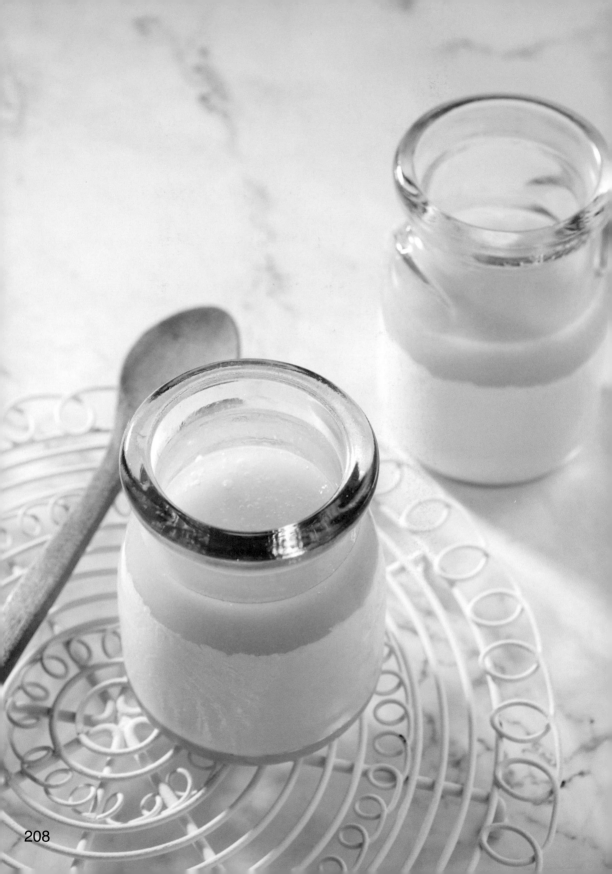

水蜜桃奶酪（5 人份）　Level 6　Level 5　Level 4

材料
上層
水蜜桃（罐頭）⋯⋯⋯100 公克
水蜜桃汁⋯⋯⋯⋯⋯30 公克

下層
牛奶⋯⋯⋯⋯⋯⋯⋯400 公克
鮮奶油⋯⋯⋯⋯⋯⋯100 公克
砂糖⋯⋯⋯⋯⋯⋯⋯40 公克
吉利丁⋯⋯⋯⋯⋯⋯7.5 公克

做法
1 吉利丁泡入冰水中 5 ～ 6 分鐘軟化，撈出，擠乾水分，備用。

2 將牛奶、鮮奶油、砂糖放入湯鍋中，以中小火煮至 60 ～ 70℃後，熄火，加入擠乾的吉利丁攪拌至溶解。

3 用湯勺盛入奶酪杯中，蓋上保鮮膜，放入冰箱冷藏降溫，塑型。

4 水蜜桃、水蜜桃汁加入食物調理機攪打成泥狀。

5 再用湯勺盛入奶酪杯中（慢慢倒入），蓋上蓋子，放入冰箱冷藏，取出，即可食用。

》》營養成分分析（每一人份）

蛋白質 （公克）	脂質 （公克）	碳水化合物 （公克）	熱量 （大卡）
3	10	17	170

▶▶▶ 小叮嚀

● 為增加口味的變化，Level 5 可將不同軟質水果切細碎小塊添加在奶酪上，Level 4 可將不同軟質水果打成果泥添加在奶酪上。

● 進食時，要先切割成適合的等級大小，如：Level 6 為 1.5×1.5 公分；Level 5 為細碎 0.4 公分。

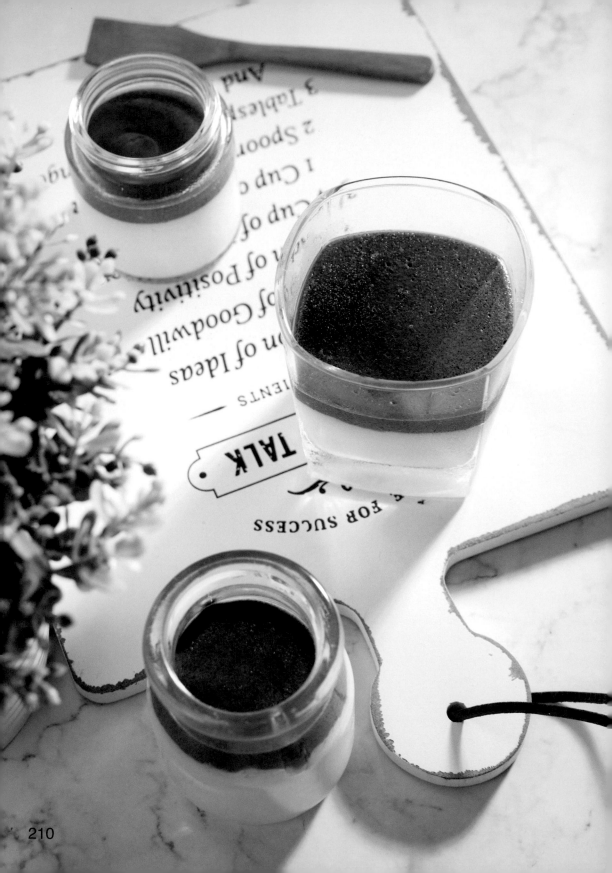

210

黑芝麻奶酪（5 人份） `Level 6` `Level 5` `Level 4`

材料

上層

黑芝麻粉	25 公克
砂糖	40 公克
牛奶	175 公克
吉利丁	3.5 公克

下層

牛奶	400 公克
鮮奶油	100 公克
砂糖	40 公克
吉利丁	7.5 公克

做法

1 吉利丁泡入冰水中 5～6 分鐘軟化，撈出，擠乾水分，備用。

2 將牛奶、鮮奶油、砂糖放入湯鍋中，以中小火煮至 60～70℃，熄火，加入擠乾的吉利丁攪拌至溶解。

3 用湯勺盛入奶酪杯中，蓋上保鮮膜，放入冰箱冷藏降溫，塑型。

4 黑芝麻粉、砂糖、牛奶放入湯鍋中，以中小火煮至 60～70℃，熄火，加入擠乾的吉利丁攪拌至溶解。

5 用湯勺盛入奶酪杯中（慢慢倒入），蓋上蓋子，放入冰箱冷藏，取出，即可食用。

▶▶▶ 小叮嚀

● 2013～2016 年國民營養健康狀況變遷調查結果發現，國人從飲食中攝取的礦物質以鈣的不足狀況最為嚴重，而國人乳品類攝取不足 1 份比例高達 80～90%，所以在設計吞嚥困難患者之飲食時，牛奶的供應非常重要，一份奶酪中奶類份量為 0.3～0.5 份，建議可當作餐間點心，一天攝取 2～3 次。

● 芝麻含有豐富的維生素 B 群、維生素 E 與鎂、鉀、鋅。而黑芝麻鈣和鐵的含量很高（每 100 克黑芝麻含鈣 1456 毫克，鐵 24.5 毫克），也含有較多的粗纖維，可幫助消化，預防便秘。

● 進食時，要先切割成適合的等級大小，如：`Level 6` 為 1.5×1.5 公分；`Level 5` 為細碎 0.4 公分。

》》營養成分分析（每一人份）

蛋白質 （公克）	脂質 （公克）	碳水化合物 （公克）	熱量 （大卡）
5	14	23	238

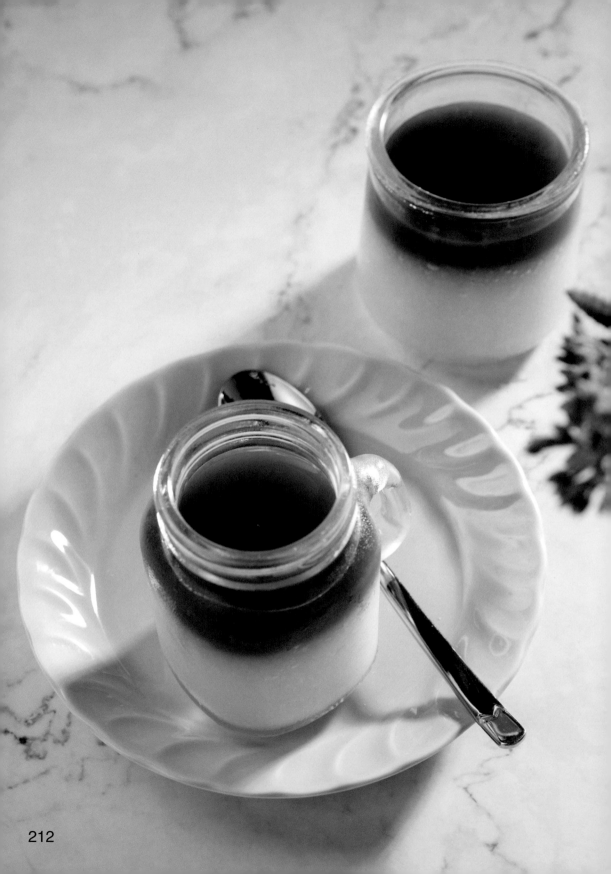

綠豆仁西米露凍 (5 人份) `Level 6` `Level 5`

材料

上層

黑糖	20 公克
水	200 公克
蓮藕粉	6 公克

下層

綠豆仁	25 公克
西米露	60 公克
砂糖	40 公克

做法

1 綠豆仁放入容器中，加入適量水（蓋過食材即可），移入蒸箱（或電鍋）蒸 30 分鐘。

2 西米露放入 500 毫升水中，慢慢攪拌，以中小火滾煮約 10 分鐘，熄火，加蓋燜透。

3 將綠豆仁撈起，加入西米露中，加入砂糖拌勻，放入食物調理機攪打成泥狀，盛入奶酪杯中，蓋上保鮮膜。

4 黑糖、蓮藕粉加入少量的冷水，慢慢攪勻直到看不到顆粒狀的蓮藕粉。

5 再慢慢的倒入熱水中快速攪拌，直至蓮藕粉變成褐色透明的膠狀，用湯勺盛入奶酪杯中（慢慢倒入），取出，即可食用。

▸▸▸ 小叮嚀

● 西谷米因為原料取得、製作不易，更有澱粉製品加工便利性等考量，目前市面上許多西谷米產品多以樹薯澱取代製作。使用樹薯澱粉製作時，將澱粉加水，並運用快速轉動的機器滾動，使粉團滾轉成小圓顆粒而成。

● 煮好的西米露，其澱粉會持續吸收水分，使黏性增加、體積膨漲，但放久後則澱粉開始老化，也會失去 Q 度。

● 因製作好的綠豆仁西米露凍放久容易離水，可添加含酵素塑型劑（食倍樂，添加量為總體積 1.2%），使用注意事項：食材加熱到 70℃以上，冷卻後可成軟嫩凍狀。

● 進食時，要先切割成適合的等級大小，如：`Level 6` 為 1.5×1.5 公分；`Level 5` 為細碎 0.4 公分。

》》營養成分分析（每一人份）

蛋白質 （公克）	脂質 （公克）	碳水化合物 （公克）	熱量 （大卡）
1	0.1	26	109

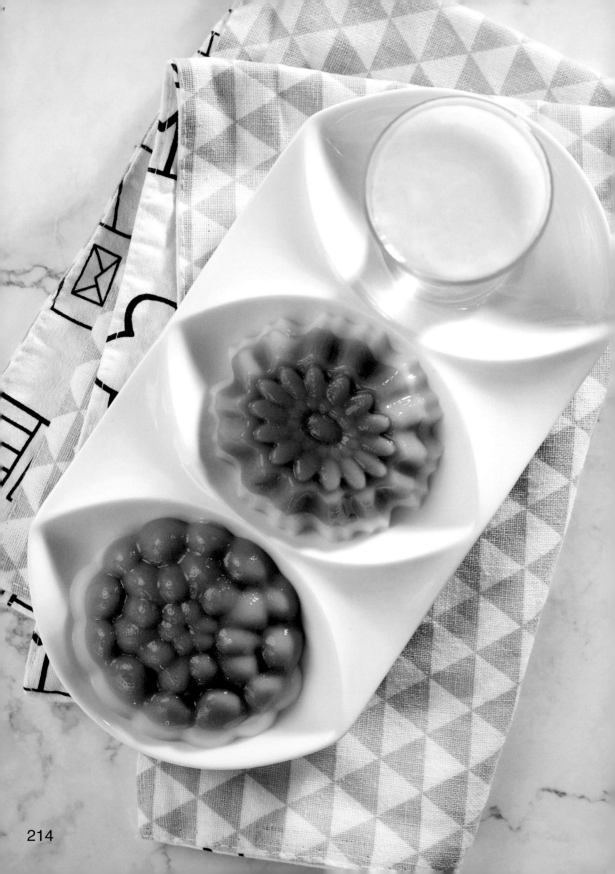

奶香紫山藥泥（5 人份） `Level 6` `Level 5` `Level 4`

材料

上層
牛奶 ⋯⋯⋯⋯⋯⋯⋯⋯⋯ 150 公克
吉利丁 ⋯⋯⋯⋯⋯⋯⋯⋯ 2 公克

下層
紫山藥丁 ⋯⋯⋯⋯⋯⋯ 175 公克
牛奶 ⋯⋯⋯⋯⋯⋯⋯⋯⋯ 125 公克
砂糖 ⋯⋯⋯⋯⋯⋯⋯⋯⋯ 25 公克
水 ⋯⋯⋯⋯⋯⋯⋯⋯⋯⋯ 200 公克

做法

1 紫山藥丁放入蒸箱（或電鍋）蒸熟，備用。

2 將紫山藥、牛奶、砂糖放入用食物調理機攪打成泥，用湯勺盛入奶酪杯中，蓋上保鮮膜，放入冰箱冷藏降溫，塑型。

3 吉利丁泡入冰水中 5 ～ 6 分鐘軟化，撈出，擠乾水分，備用。

4 牛奶倒入湯鍋中，以中小火煮至 60 ～ 70℃，熄火，加入擠乾的吉利丁攪拌至溶解。

5 用湯勺盛入奶酪杯中（慢慢倒入），蓋上蓋子，放入冰箱冷藏，取出，即可食用。

▶▶▶ 小叮嚀

● 因紫山藥具有黏稠感，可添加含酵素塑型劑（食倍樂，添加量為總體積 1.2%）增加滑順感。使用注意事項：食材加熱到 70℃以上，冷卻後可成軟嫩凍狀。

● 山藥的黏性來自於黏質物（mucin，也稱為黏液質），是醣蛋白的一種。紫色山藥含有較多花青素等天然色素，具有抗氧化效果。

● 山藥的膳食纖維高，也富含許多礦物質如鉀、鈣、鐵；山藥尤其富含維生素 B1、維生素 B2 和維生素 C。

● 進食時，要先切割成適合的等級大小，如：`Level 6` 為 1.5×1.5 公分；`Level 5` 為細碎 0.4 公分。

》》營養成分分析（每一人份）

蛋白質 （公克）	脂質 （公克）	碳水化合物 （公克）	熱量 （大卡）
3	2	15	90

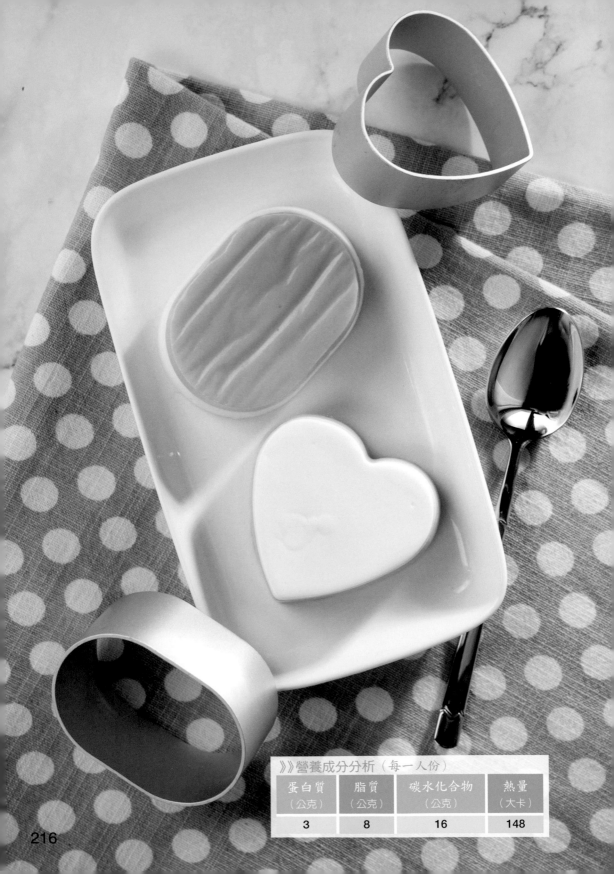

》》營養成分分析（每一人份）			
蛋白質 （公克）	脂質 （公克）	碳水化合物 （公克）	熱量 （大卡）
3	8	16	148

216

椰香地瓜泥（5 人份） Level 6 Level 5 Level 4

材料

上層
椰奶 ⋯⋯⋯⋯⋯⋯⋯150 公克
吉利丁 ⋯⋯⋯⋯⋯⋯2 公克

下層
地瓜丁 ⋯⋯⋯⋯⋯⋯175 公克
椰奶 ⋯⋯⋯⋯⋯⋯⋯125 公克
牛奶 ⋯⋯⋯⋯⋯⋯⋯200 公克
砂糖 ⋯⋯⋯⋯⋯⋯⋯25 公克
水 ⋯⋯⋯⋯⋯⋯⋯⋯20 公克

做法

1 地瓜丁放入蒸箱（或電鍋）蒸熟，備用。

2 將地瓜丁、椰奶、牛奶、砂糖放入食物調理機攪打成泥，用湯勺盛入奶酪杯中，蓋上保鮮膜，放入冰箱冷藏降溫，塑型。

3 吉利丁泡入冰水中 5 ～ 6 分鐘軟化，撈出，擠乾水分，備用。

4 椰奶倒入湯鍋中，以中小火煮至 60 ～ 70℃，熄火，加入擠乾的吉利丁攪拌至溶解。

5 用湯勺盛入奶酪杯中（慢慢倒入），蓋上蓋子，放入冰箱冷藏，取出，即可食用。

▶▶▶ 小叮嚀

● 市售椰奶包裝有鋁箔紙盒裝、罐裝兩種，紙盒裝的脂肪含量較低，呈現液狀，多稱為 Coconut Milk，水和椰肉的比例約在 1：1，在常溫貨架或冷藏櫃能找到。另一種 Coconut Cream，椰肉和水大約以 4：1 的比例混合成，脂肪含量較高，質地濃稠與鮮奶油相似，罐裝為主，開封前常溫保存，取用比較方便。本篇使用罐裝椰奶，脂肪含量較高，除了變化風味外，也可增加熱量，為吞嚥困難患者提供較高熱量點心選擇。

● 地瓜含有膳食纖維，可以降低膽固醇，且升糖指數（GI 值）低，較不會引起血糖和胰島素的波動，有助於控制血糖。

● 因地瓜具有黏稠感，可添加含酵素塑型劑（食倍樂，添加量為總體積 1.2%）增加滑順感。使用注意事項：食材加熱到 70℃以上，冷卻後可成軟嫩凍狀。

● 進食時，要先將食物切割成適合的等級大小，如：Level 6 為 1.5×1.5 公分；Level 5 為細碎 0.4 公分。

{ 流質 }

林郁芳營養師（臺大醫院營養室）

　　適合的液體稠度可以降低吞嚥困難病人嗆咳危險。 Level 3 質地的食物需均質滑順無顆粒，不需要額外咀嚼即可吞食，所以需搭配均質機或食物調理機的使用，食材方面選用新鮮、天然的食物攪打成泥，並利用食物本身的特性作為天然增稠劑，配合水分的添加控制稠度的變化，製作符合需要的質地，但以天然食材製備流質食物時，易因製作過程降低營養密度，若需高營養密度流質，可諮詢營養師，另外設計。

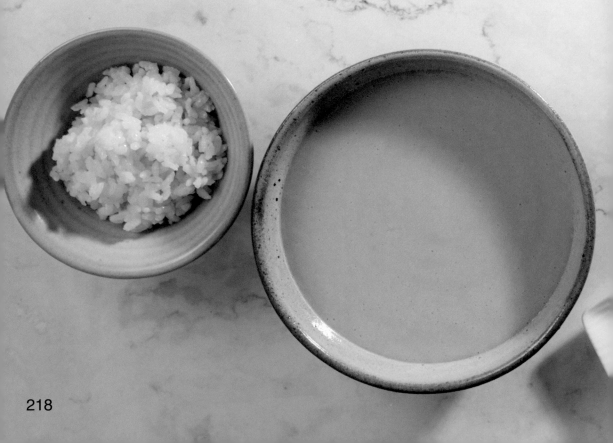

【台式料理】番茄豆腐粥（1 人份） Level 3

材料

白飯	80 公克	牛番茄	50 公克
高麗菜絲	50 公克	嫩豆腐	70 公克
橄欖油	5 公克	高湯	250 毫升

做法

1 牛番茄洗淨，切塊；嫩豆腐，切塊，備用。

2 全部的食材放入容器中，移入電鍋中（外鍋水半杯）蒸熟，取出，瀝乾水分。

3 倒入食物調理機，加入熱高湯。

4 使用食物調理機，先從慢速開始攪打，慢慢增加速度，至全部呈現均質的狀態為止，若無法均質需用篩網或紗布過濾顆粒，倒入容器，即可食用。

》》營養成分分析（每一人份）

蛋白質 （公克）	脂質 （公克）	碳水化合物 （公克）	熱量 （大卡）
9	8	35	248

▸▸▸ 小叮嚀

建議料理當餐製作後當餐食用，不要隔餐復熱後食用，可能會有離水現象。

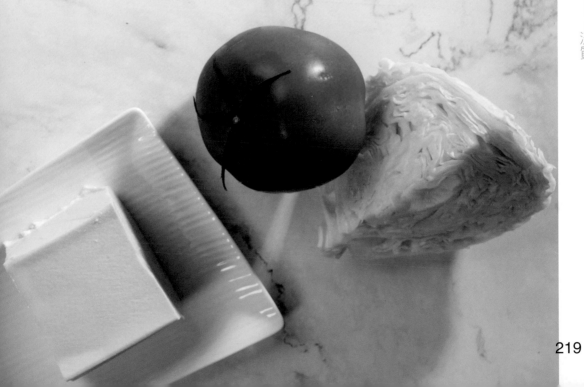

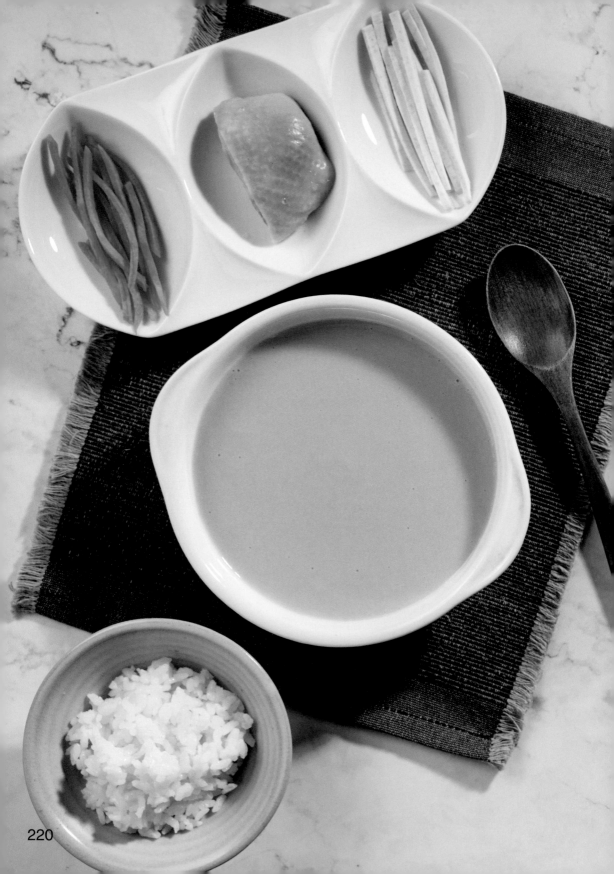

[台式料理] 芋頭雞肉粥

（1 人份 / 適合即食或冷凍保存） Level 3

材料

白飯	60 公克
去骨雞胸肉絲	30 公克
芋頭絲	28 公克
紅蘿蔔絲	20 公克
高麗菜絲	30 公克
芹菜末	3 公克
高湯	210 毫升
橄欖油	5 公克

醃料

醬油	5 公克
糖	1 公克

做法

1 雞胸肉絲加入醃料拌勻，備用。

2 在平底鍋倒入橄欖油加熱，放入雞胸肉絲拌炒、加入芋頭絲、高湯 30 毫升，轉中小火煮沸。

3 加入紅蘿蔔絲、高麗菜絲、白飯翻炒煮至全熟後，收汁，熄火，加入熱高湯 180 毫升、芹菜末。

4 使用食物調理機，先從慢速開始攪打，慢慢增加速度，至全部呈現均質的狀態為止，若無法均質需用篩網或紗布過濾顆粒，倒入容器，即可食用。

▶▶▶小叮嚀

高湯的妙用：攪打時可以酌量把水分換成高湯，既可以符合質地需求又可添加食物風味，但要注意高湯的鈉含量較高，喜歡清淡味的也可考慮用熱水替換高湯的添加量。

要符合 IDDSI Level 3 的質地要非常注意水分的掌控，若是水分太多會太稀，水分太少會太稠，煮完後一定要收汁或需要把湯汁算入水分中，建議食用前使用標準器具測量質稠度喔！

≫≫營養成分分析（每一人份）

蛋白質 （公克）	脂質 （公克）	碳水化合物 （公克）	熱量 （大卡）
12	8	34	256

221

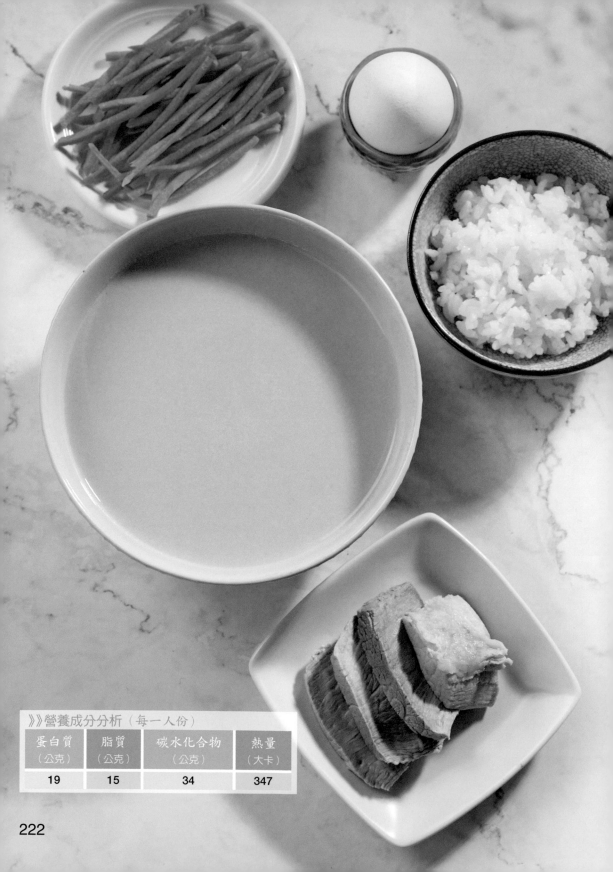

》》營養成分分析（每一人份）			
蛋白質 （公克）	脂質 （公克）	碳水化合物 （公克）	熱量 （大卡）
19	15	34	347

[台式料理] 滑蛋瘦肉粥

（1 人份 / 適合即食或冷凍保存）　Level 3

材料

白飯	80 公克
雞蛋	1 顆
豬後腿肉絲	35 公克
紅蘿蔔絲	50 公克
橄欖油	5 公克
高湯	250 毫升
蔥花	3 公克

醃料

醬油	5 公克
糖	1 公克

做法

1 豬肉絲加入醃料拌勻，備用。

2 在平底鍋內倒入橄欖油加熱，放入豬肉絲、紅蘿蔔絲翻炒，加入高湯、白飯一同熬煮。

3 加入雞蛋快速攪拌（呈現滑蛋的感覺）即可熄火，並撒上蔥花。

4 食材與熱高湯一起倒入食物調理機（高湯約淹過食材一指寬），先從慢速開始攪打，慢慢增加速度，至全部呈現均質的狀態為止，若無法均質需用篩網或紗布過濾顆粒，倒入容器，即可食用。

▶▶▶ 小叮嚀

● 可以依個人喜好把雞蛋改成皮蛋，但皮蛋為加工食品，建議少用。

● 水份的掌控替換做法：若是想要用煮粥的方式熬煮，則須注意倒入食物調理機中的水量，水量約淹過食材一根食指的寬度，因無精準秤量，建議食用前使用標準器具測量稠度喔！水份若不小心添加太多可以選擇倒回鍋中攪拌加熱，只要蒸發多餘的水份就可以符合質地所需。

● 水分的添加量：會因白飯的軟硬度與溫度而有所不同，如隔夜飯復熱後，需添加的水量較當餐製作的白飯還多，製作後都建議使用標準器具測量稠度喔！

● 若家用的食物調理機無法把食物完全均質，記得要用篩網或紗布過濾顆粒，才不會嗆咳喔！

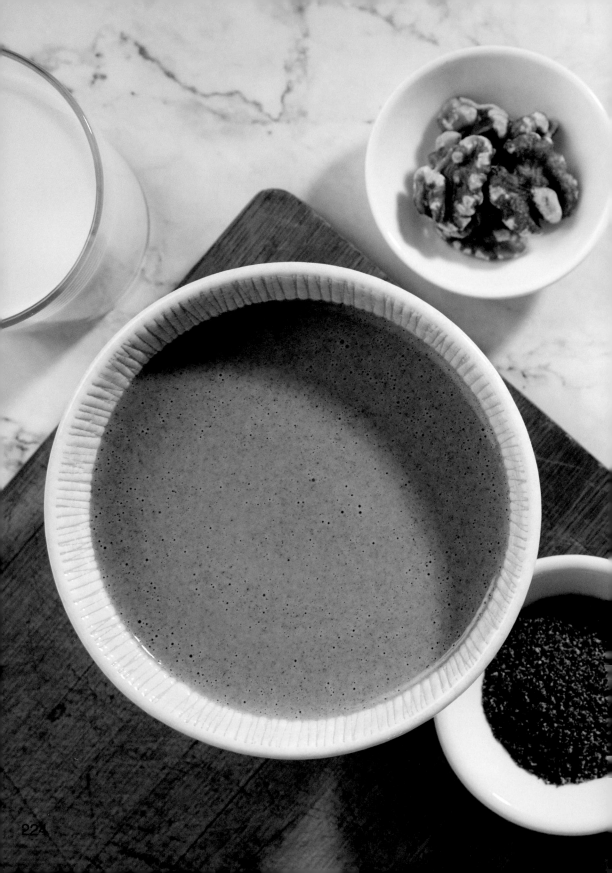

【台式料理】 # 核桃芝麻糊

（1 人份 / 適合即食或冷凍保存） Level 3

材料

核桃	7 公克
黑芝麻粉	20 公克
全脂牛奶	240 毫升
白飯	80 公克
糖	10 公克

做法

1 核桃放入烤箱用 160 度烤 8 分鐘，取出，放涼，切成碎粒。

2 將全部的食材放入食物調理機中，先從慢速開始攪打，慢慢增加速度，至全部呈現均質的狀態為止，若無法均質需用篩網或紗布過濾顆粒，倒入容器，即可食用。

▶▶▶ 小叮嚀

● 喜歡喝熱飲的可以將核桃芝麻糊倒出用小火煮沸（邊煮邊攪拌才不會黏底），濃稠度可再另外加水或鮮奶來調整至 Level 3。

烤核桃前，烤箱需先預熱，烘烤程度可依個人喜好調整，若家中無烤箱也可購買市售的烘焙核桃喔！

因油脂類與乳品類本身無法增稠，需額外添加白飯來利用食物的特性增稠。

》》營養成分分析（每一人份）

蛋白質 （公克）	脂質 （公克）	碳水化合物 （公克）	熱量 （大卡）
12	23	52	463

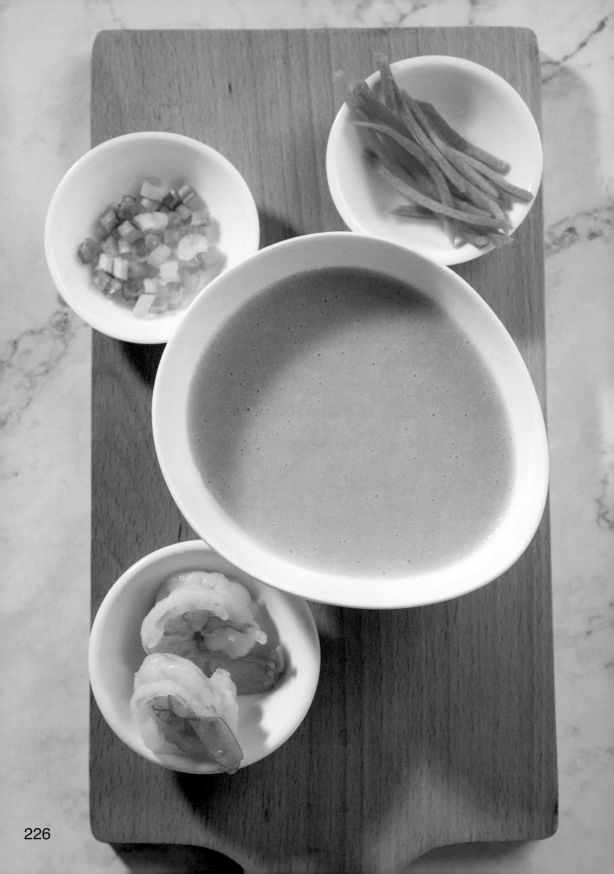

[台式料理] # 干貝蝦仁粥

（1 人份／適合即食或冷凍保存） Level 3

材料

白飯	80 公克
蝦仁	50 公克
小干貝（乾）	20 公克
紅蘿蔔絲	30 公克
芹菜末	20 公克
蔥花	3 公克
嫩薑末	3 公克
橄欖油	5 公克
高湯	280 毫升

做法

1 在平底鍋內倒入橄欖油加熱，放入嫩薑末爆香。

2 加入蝦仁、小干貝（泡水軟化）、紅蘿蔔絲翻炒。

3 可加入高湯 30 毫升、芹菜末、蔥花、白飯，以中火煮至食材全熟後，收汁，熄火。

4 加入熱高湯 250 毫升，先從慢速開始攪打，慢慢增加速度，至全部呈現均質的狀態為止，若無法均質需用篩網或紗布過濾顆粒，倒入容器，即可食用。

▸▸▸ 小叮嚀

● 新鮮干貝含水量較多，記得減少高湯的添加量。海鮮的添加可依自己喜好做替換，但須注意食物本身的含水量，若有做食材的代換，可先減少添加的水量，並使用標準器具邊測量邊調整水量！

● 白飯的糊化程度會影響製備成 Level 3 需添加的水量，建議可在炒料時加入白飯一同調味，待收汁後測量要加入調理機的水量即可。

》》營養成分分析（每一人份）

蛋白質 （公克）	脂質 （公克）	碳水化合物 （公克）	熱量 （大卡）
19	11	33	307

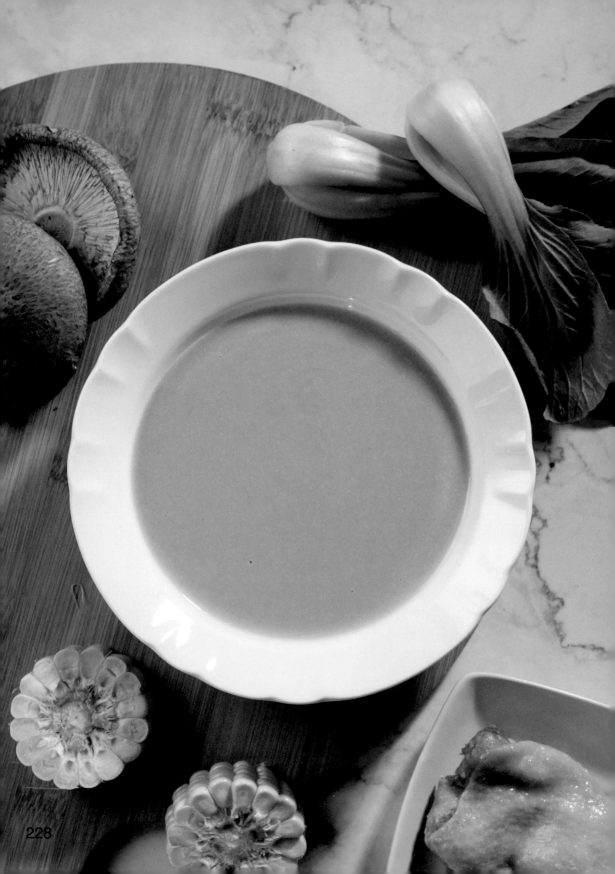

[台式料理] 香菇玉米雞粥（1 人份） Level 3

材料

白飯	80 公克
雞胸肉絲	30 公克
玉米粒	42 公克
泡軟的香菇	20 公克
青江菜	30 公克
蔥花	3 公克
嫩薑	3 公克
高湯	250 毫升

醃料

醬油	5 公克
糖	1 公克

做法

1 香菇切塊、青江菜洗淨，切段；雞胸肉絲加入醃料拌勻，備用。

2 全部的食材放入容器中，移入電鍋中（外鍋水一杯）蒸熟，取出，瀝乾水分。

3 倒入食物調理機，加入熱高湯 250 毫升。

4 先從慢速開始攪打，慢慢增加速度，至全部呈現均質的狀態為止，若無法均質需用篩網或紗布過濾顆粒，倒入容器，即可食用。

▶▶▶ 小叮嚀

● 罐頭玉米帶有鹹味，鹽要酌量少加。泡香菇的香菇水跟玉米罐頭的水都加入一起煮粥，會更香甜喔！此道有使用青江菜食材，煮熟放置會變色，不適合放置隔餐食用。

● 食材的添加可因人而異，但若加入的食材（如：玉米、黑胡椒等）較難均質，記得攪打完後過濾顆粒喔。

》》營養成分分析（每一人份）

蛋白質 (公克)	脂質 (公克)	碳水化合物 (公克)	熱量 (大卡)
13	3	41	243

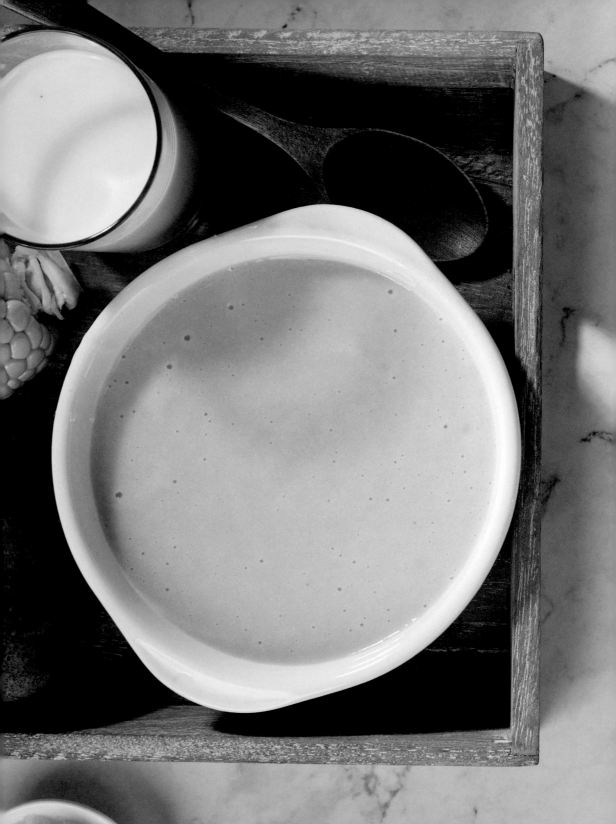

【異國料理】玉米濃湯

（1 人份 / 適合即食或冷凍保存） Level 3

材料

去皮的馬鈴薯絲	135 公克
玉米粒	85 公克
洋蔥絲	50 公克
奶油	6 公克
高湯	60 毫升
全脂牛奶	120 毫升

做法

1 取平底鍋放入奶油加熱，放入洋蔥絲炒香，加入馬鈴薯絲、玉米粒拌炒。

2 將全部的食材一起放入食物調理機。

3 先從慢速開始攪打，慢慢增加速度，至全部呈現均質的狀態為止，若無法均質需用篩網或紗布過濾顆粒，倒入容器，即可食用。

▶▶▶ 小叮嚀

● 喜歡奶香味重一點的，可以用牛奶替換部份高湯，玉米濃湯會更香醇滑口喔！

● 主食的替換做法：馬鈴薯也可改成南瓜，但南瓜蒸後含水量較高，使用量可以比其他根莖類高一些，以免攪打後太稀。

》》營養成分分析（每一人份）

蛋白質 （公克）	脂質 （公克）	碳水化合物 （公克）	熱量 （大卡）
10	9	46	305

【異國料理】香蕉堅果牛奶（1 人份） Level 3

材料
香蕉⋯⋯⋯⋯⋯⋯⋯⋯⋯140 公克
全脂牛奶⋯⋯⋯⋯⋯⋯⋯120 毫升
綜合堅果⋯⋯⋯⋯⋯⋯⋯1 大匙

做法
1 香蕉剝皮，切塊，放入果汁機。
2 加入堅果、牛奶，先從慢速開始攪打，慢慢增加速度，至全部呈現均質的狀態為止，若無法均質需用篩網或紗布過濾顆粒。
3 倒入容器，即可食用。

▶▶▶ 小叮嚀

● 可依照個人喜好加入焦糖醬或鮮奶油增添風味，也可加入冰淇淋後製成奶昔。

● 香蕉接觸空氣後會氧化變黑，建議製作完成後儘早食用。

● 因油脂類與乳品類本身無法增稠，需添加香蕉來利用食物的特性增稠。

》營養成分分析（每一人份）

蛋白質 （公克）	脂質 （公克）	碳水化合物 （公克）	熱量 （大卡）
4	9	36	241

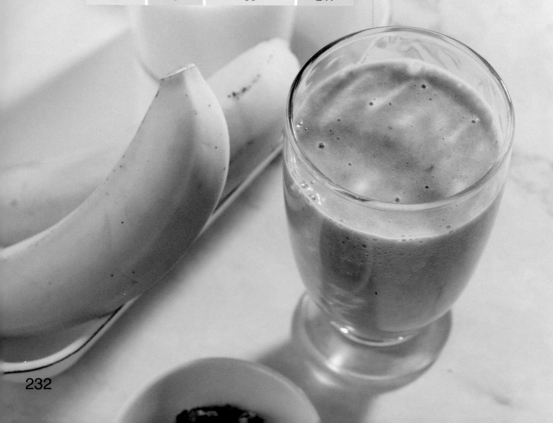

【異國料理】鮪魚蛋馬鈴薯

（1 人份 / 適合即食或冷凍保存） Level 3

【材料】
去皮馬鈴薯	180 公克
罐頭鮪魚	70 公克
水煮蛋	1 顆
玉米粒	85 公克
橄欖油	5 公克
高湯	220 毫升

【做法】

1 馬鈴薯切塊，蒸熟。

2 將全部的食材一起倒入食物調理機。

3 先從慢速開始攪打，慢慢增加速度，至全部呈現均質的狀態為止，若無法均質需用篩網或紗布過濾顆粒。

4 倒入容器，即可食用。

》》營養成分分析（每一人份）

蛋白質 （公克）	脂質 （公克）	碳水化合物 （公克）	熱量 （大卡）
27	16	45	432

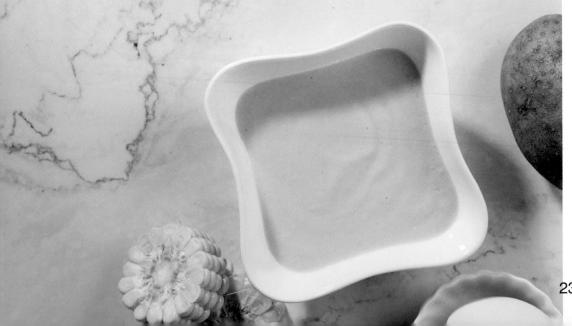

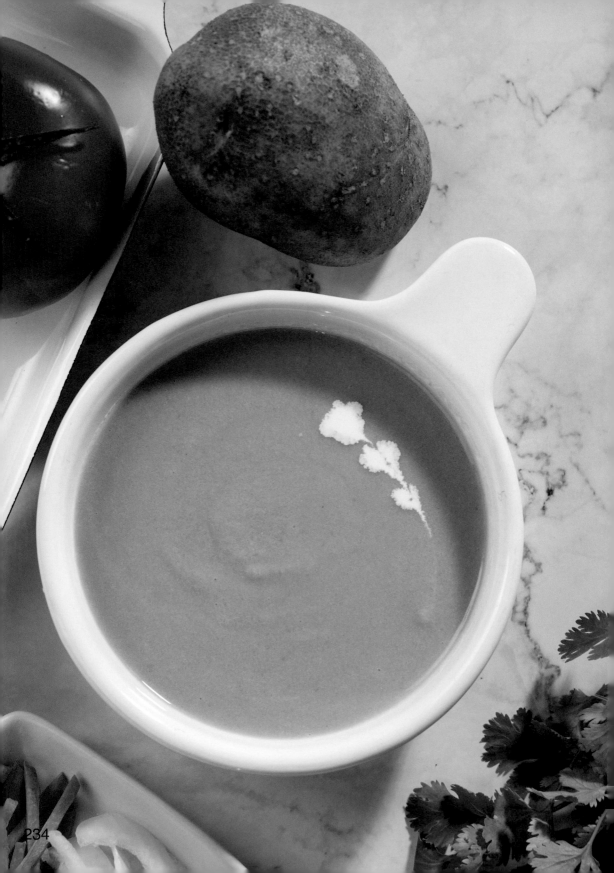

[異國料理] 義式蔬菜湯

(1 人份 / 適合即食或冷凍保存)　Level 3

材料

豬後腿肉絲	35 公克
洋蔥絲	20 公克
紅蘿蔔絲	20 公克
去皮的馬鈴薯絲	180 公克
牛番茄	100 公克
芹菜末	10 公克
橄欖油	5 公克
高湯	215 毫升

調味料

義大利香料 ………… 1/8 茶匙

醃料

醬油	5 公克
糖	1 公克

做法

1　牛番茄洗淨，切塊；豬肉絲加入醃料拌勻，備用。

2　在平底鍋內倒入橄欖油加熱，放入洋蔥絲爆香。

3　加入豬肉絲、紅蘿蔔絲、馬鈴薯絲、牛番茄、芹菜末翻炒。

4　烹煮過程中可加入高湯 15 毫升、調味料翻炒，待食材全熟後，收汁熄火。

5　加入熱高湯 200 毫升，先從慢速開始攪打，慢慢增加速度，至全部呈現均質的狀態為止，若無法均質需用篩網或紗布過濾顆粒，倒入容器，即可食用。

》》營養成分分析 (每一人份)

蛋白質 (公克)	脂質 (公克)	碳水化合物 (公克)	熱量 (大卡)
13	10	39	298

▶▶▶ 小叮嚀

● 番茄含水量較高，如果希望風味濃郁一些，可使用番茄泥，可以讓做出來的料理味道更有豐富度。

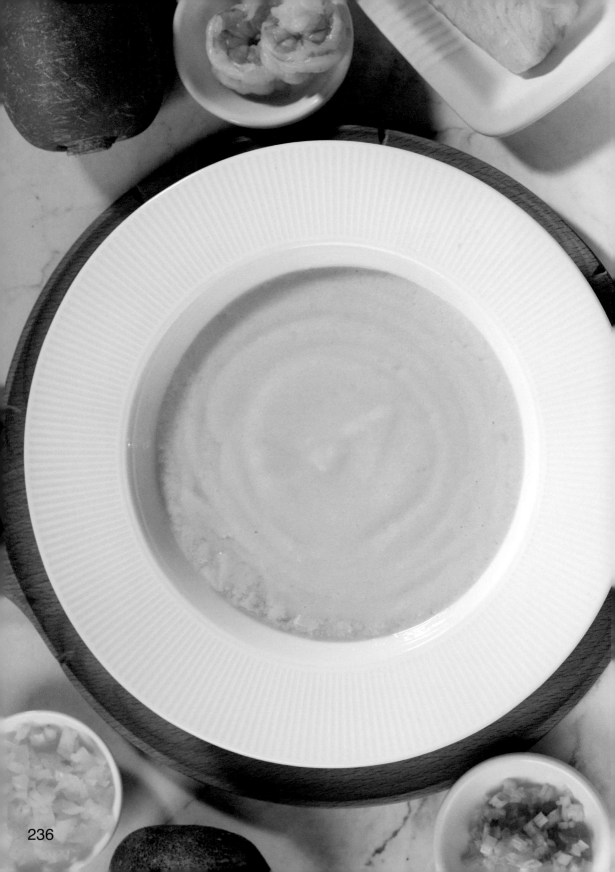

【異國料理】 # 海鮮濃湯

（1 人份／適合即食或冷凍保存） Level 3

材料

蝦仁	40 公克
台灣鯛魚片	35 公克
文蛤肉	32 公克
洋蔥絲	20 公克
去皮馬鈴薯絲	180 公克
紅蘿蔔絲	20 公克
芹菜末	10 公克
橄欖油	5 公克
高湯	230 毫升

▶▶▶ **小叮嚀**

● 主食的替換做法：喜歡吃白米的人也可以把馬鈴薯改成白飯，但白飯需添加更多水分，以免攪打後太稠。

做法

1 在平底鍋內倒入橄欖油加熱，放入洋蔥絲炒香。

2 加入蝦仁、鯛魚片、文蛤肉、馬鈴薯絲、紅蘿蔔絲翻炒。

3 烹煮過程中可加入芹菜末、高湯 30 毫升翻炒，待食材全熟，收汁熄火。

4 加入熱高湯 200 毫升，先從慢速開始攪打，慢慢增加速度，至全部呈現均質的狀態為止，若無法均質需用篩網或紗布過濾顆粒，倒入容器，即可食用。

》》營養成分分析（每一人份）

蛋白質 （公克）	脂質 （公克）	碳水化合物 （公克）	熱量 （大卡）
19	11	33	307

237

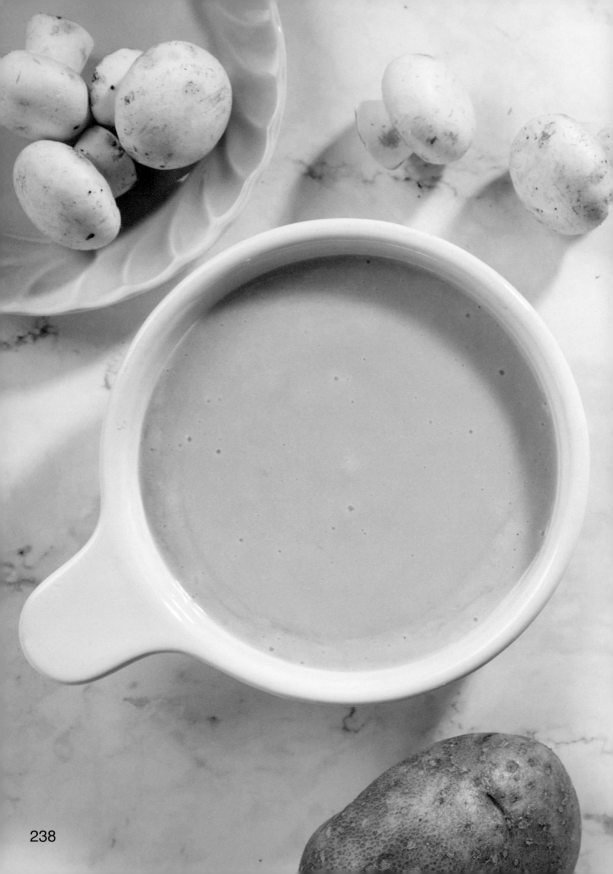

【異國料理】 # 蘑菇濃湯

（1 人份／適合即食或冷凍保存） Level 3

材料

雞胸肉絲	30 公克
蘑菇片	30 公克
馬鈴薯絲	180 公克
洋蔥絲	20 公克
高筋麵粉	10 公克
奶油	6 公克
高湯	230 毫升

▶▶▶ 小叮嚀

● 奶油可提升食材香味，若擔心動物性油脂的攝取量也可以改成用植物性油脂（如：橄欖油）。

做法

1 在平底鍋內先倒入奶油加熱，放入高筋麵粉炒香。

2 加入洋蔥絲、雞胸肉絲、蘑菇片、馬鈴薯絲拌炒。

3 烹煮過程中可加入高湯 30 毫升翻炒，待食材全熟，收汁熄火。

4 加入熱高湯 200 毫升，先從慢速開始攪打，慢慢增加速度，至全部呈現均質的狀態為止，若無法均質需用篩網或紗布過濾顆粒，倒入容器，即可食用。

》》營養成分分析（每一人份）

蛋白質 （公克）	脂質 （公克）	碳水化合物 （公克）	熱量 （大卡）
13	8	40	284

Family健康飲食 50

彩色圖解 吞嚥困難安心照護飲食全書：
輕鬆學會IDDSI好嚼好吞食物製備技巧＆分級食譜示範，兼顧營養美味與健康

合　　　著 / 王亭貴、蕭名彥、張綺芬、林郁芳、柳宗文、姜智礬、陳珮蓉、陳慧君、郭雅婷、游雅婷、
　　　　　　辜郁晴、葉宜玲、鄭千惠、黎佩軒
選　　　書 / 陳玉春
主　　　編 / 陳玉春

行銷經理 / 王維君
業務經理 / 羅越華
總 編 輯 / 林小鈴
發 行 人 / 何飛鵬

出　　　版 / 原水文化
　　　　　　台北市民生東路二段141號8樓
　　　　　　電話：02-2500-7008
　　　　　　傳真：02-2502-7676
　　　　　　原水部落格：http://citeh2o.pixnet.net
發　　　行 / 英屬蓋曼群島商家庭傳媒股份有限公司城邦分公司
　　　　　　台北市中山區民生東路二段141號11樓
　　　　　　書虫客服服務專線：02-25007718；02-25007719
　　　　　　24小時傳真專線：02-25001990；02-25001991
　　　　　　服務時間：週一至週五上午09:30-12:00；下午13:30-17:00
讀者服務信箱E-mail：service@readingclub.com.tw
劃撥帳號 / 19863813；戶名：書虫股份有限公司
香港發行 / 城邦（香港）出版集團有限公司
　　　　　　香港灣仔駱克道193號東超商業中心1樓
　　　　　　電話：852-2508-6231　傳真：852-2578-9337
　　　　　　電郵：hkcite@biznetvigator.com
馬新發行 / 城邦（馬新）出版集團【Cite(M)Sdn. Bhd.(458372U)】
　　　　　　11, Jalan 30D/146, Desa Tasik,
　　　　　　Sungai Besi, 57000 Kuala Lumpur, Malaysia.
　　　　　　電話：603- 90563833　傳真：603- 90562833

城邦讀書花園
www.cite.com.tw

美術＆插畫設計 / 張曉珍
攝　　　影 / 徐榕志（子宇影像有限公司）
語言復健示範 / 張嬿心
食譜攝影助理 / 史蕙瑄、林佳融、吳孟軒、
　　　　　　　張涵雯、張嬿心、薛穎謙
食譜協力製作 / 謝佩珍
製版印刷 / 科億資訊科技有限公司
初版一刷 / 2022年3月15日
定　　　價 / 580元
ISBN：978-626-95742-3-0（平裝）
ISBN：978-626-95742-5-4（EPUB）
有著作權 • 翻印必究（缺頁或破損請寄回更換）

國家圖書館出版品預行編目資料

彩色圖解 吞嚥困難安心照護飲食全書：輕鬆學會
IDDSI好嚼好吞食物製備技巧&分級食譜示範,兼顧營
養美味與健康/王亭貴, 蕭名彥, 張綺芬, 林郁芳, 柳宗
文, 姜智礬, 陳珮蓉, 陳慧君, 郭雅婷, 游雅婷, 辜郁晴,
葉宜玲, 鄭千惠, 黎佩軒合著. -- 初版. -- 臺北市：原
水文化出版：英屬蓋曼群島商家庭傳媒股份有限公司
城邦分公司發行, 2022.03
　　面；　　公分. -- (Family健康飲食；50)
ISBN 978-626-95742-3-0(平裝)

1.CST: 吞嚥困難 2.CST: 健康照護 3.CST: 食譜

415.51　　　　　　　　　　　　　　　111002209